广东省教育厅研究生教育创新计划项目(粤教研函[2024]1号 2024ANLK_080)成果

广东省卫生健康适宜技术推广项目(粤卫办科教函[2023]10号成果)

广东省卫生健康适宜技术推广项目(粤卫办科教函[2022]14号成果)

广州医科大学本科教学质量与教学改革工程建设项目(广医大发[2021]160号)成果

广东省教育厅临床教学基地教学改革研究项目(粤教高函21号:2021JD105)成果

危重孕产妇早期识别与急救护理

主编 刘冰 杨帅 李晓林

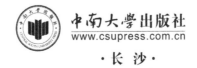

中南大学出版社
www.csupress.com.cn

·长沙·

图书在版编目（CIP）数据

危重孕产妇早期识别与急救护理 / 刘冰，杨帅，李晓林
主编. --长沙：中南大学出版社，2024.12.
ISBN 978-7-5487-6094-8

Ⅰ．R714.059.7；R472.2

中国国家版本馆 CIP 数据核字第 20248L25R5 号

危重孕产妇早期识别与急救护理

刘冰　杨帅　李晓林　主编

□出 版 人	林绵优	
□责任编辑	孙娟娟	
□封面设计	李芳丽	
□责任印制	唐　曦	
□出版发行	中南大学出版社	
	社址：长沙市麓山南路	邮编：410083
	发行科电话：0731-88876770	传真：0731-88710482
□印　　装	广东虎彩云印刷有限公司	

□开　　本	787 mm×1092 mm 1/16	□印张 7	□字数 124 千字
□版　　次	2024 年 12 月第 1 版	□印次 2024 年 12 月第 1 次印刷	
□书　　号	ISBN 978-7-5487-6094-8		
□定　　价	38.00 元		

编委会

◎ **主　编**

刘　冰　杨　帅　李晓林

◎ **副主编**

陈　云　罗太珍　许丹华　陈冬梅
伍学娟

◎ **编　委**（按姓氏拼音排序）

陈冬梅　陈嘉欣　陈　云　贺　芳
贺诗怡　黄芳英　李　萃　李晓林
李雨芳　刘　冰　罗太珍　宋萌萌
伍学娟　许丹华　杨长春　杨　淳
杨　帅　赵　荣

序言

　　生命的诞生是人类最为神圣的时刻，而母亲的安全正是这一过程中最为关键的。在医学发展的漫长历程中，产科领域始终面临着巨大的挑战：如何在高风险、瞬息万变的分娩过程中，最大限度地保护母婴安全？改革开放以来，中国在妇幼健康事业上取得了令世界瞩目的成就。从1949年每10万人中1500名孕产妇死亡，到2023年，这一比例下降至15.1/10万，这不仅是数字的变化，更是一个民族在医疗卫生事业上的伟大进步。然而，随着生育政策的调整、辅助生殖技术的发展，高龄孕妇、复杂孕产妇的数量正在增加，危重孕产妇的救治已成为产科医学的重中之重。

　　本书以"早期识别、精准干预"为核心理念，系统地阐述了危重孕产妇管理的理论与实践。从生理特点到预警系统，从常见危重疾病的识别到急救护理，我们不仅提供了专业、系统的理论指导，更展现了多学科协作、精准医疗的最新成果。书中还特别介绍了广州医科大学附属第三医院创新性提出的"321"高危妊娠管理模式，为危重孕产妇救治提供了可复制、可推广的范式。

　　危重孕产妇救治是一个复杂的系统工程，需要医疗团队保持对生命的敬畏和医学科技的不懈追求，同时还需要每一位参与者的精诚协作、无私奉献。本书旨在为妇产科临床一线的医护人员提供最新的理论指导和实践工具，帮助他们在瞬息万变的临床环境中，作出最专业、最及时的判断。

生命的价值无可替代，每一位母亲的安全都值得我们用最真诚的态度、最专业的知识、最先进的技术去守护。让我们携手，为母婴安全筑起坚实的防线！

贺芳

2024 年 12 月于广州

目 录

Contents

第一章

危重孕产妇的生理特点

妊娠和分娩是生理过程,但整个过程极易出现合并症与并发症,也充满了不确定性,而且还易导致女性在妊娠前已有的各种内、外科疾病在妊娠期加重,危及母儿安全。妊娠期疾病的发展比较隐匿,不易被觉察,如果未能早期识别病情变化,处理不及时,易对母儿造成严重危害。而分娩期留给医护人员处理的时间更是转瞬即逝,处理必须快、准、稳,这就要求医务人员必须熟悉危重孕产妇的生理特点,做到早预防、早识别、早处理。

一、心血管系统

(一)妊娠期高血压疾病(hypertensive disorders in pregnancy,HDP)

1.生理变化

(1)HDP 发病的"二阶段模型"理论逐渐被学者们广泛接受。具体如下:

第一阶段为妊娠早期,滋养细胞浸润不足、子宫螺旋小动脉生理性"血管重铸"障碍导致母胎界面上血液供应不足,胎盘缺血缺氧。这一阶段无明显的临床症状,为临床前期。

第二阶段为妊娠中晚期,血液供应不足使母胎界面处于较强的氧化应激环境中,胎盘过度分泌的大量因子及细胞碎片等进入母体血液循环,导致血管内皮损伤,导致母体出现高血压和蛋白尿等症状。

(2)HDP 患者循环血容量相对减少,有研究证实与正常妊娠的孕妇相比,HDP 患者的静脉血容量降低了 20% 左右。

(3)HDP 患者的全血黏度明显增高。

(4)血压与全身血管阻力和心输出量成正比。在心输出量增加可以充分代偿全身血管阻力下降之前,妊娠早期血压开始下降。其持续下降至正常妊娠的中期,直到妊娠 22~24 周达到收缩压和舒张压的最低点。自此血压一直稳定上升至妊娠前水平直至足月。血压通常在分娩后立即下降,随后会升高,在产后3~6天达到高峰。

2. 临床特征

(1)孕前高血压:妊娠早期或妊娠 20 周以前首次发现的高血压可能是一种长期存在的慢性疾病,有时仅可回顾性诊断孕前高血压(即在分娩后 3~6 个月血压仍未恢复正常时)。

(2)妊娠引起的高血压:妊娠期高血压和子痫前期通常出现在妊娠的后半期,并在分娩后的 6 周内消失,有时血压也可能维持升高状态至产后 3 个月。子痫前期与妊娠期高血压之间的鉴别很重要,因为子痫前期的妊娠结局较差,并需要入院治疗。

(3)子痫前期:子痫前期是一种妊娠特发的累及多系统的疾病,存在不可预测的、多变且广泛的临床表现,与弥漫性血管内皮功能障碍有关。其临床表现具有显著异质性,各器官受损的严重程度、时间、进展及顺序均有很大的差异。

(4)子痫和其他神经系统表现:抽搐可能发生在产前(45%)、产时(18%~19%)或产后(36%)。青少年患子痫的可能性是年龄小于 40 岁女性的 3 倍。

(二)妊娠期心脏病

1. 生理变化

(1)妊娠期的首要改变是外周血管扩张,导致体循环血管阻力下降,心输出量代偿性增加约40%。表现为孕妇心率、心搏出量同时增加，怀孕期间孕妇每分钟心跳的次数比孕前增加10~15次，足月时心率达到最快。

（2）妊娠20~28周时，心输出量达到最大，足月时轻度下降。

（3）接近足月时，孕妇的体位对母体和胎儿的血流动力学有显著影响。仰卧位时妊娠子宫对下腔静脉造成压迫，导致回心血量减少25%。

（4）分娩期心输出量进一步增加，心率也更快。第一产程心输出量增加15%，第二产程增加50%。子宫收缩时，300~500 mL血液自动回输至血液循环中。此时心脏的负荷最大。

（5）产后心输出量会有一个即刻的升高，随后约1小时，心输出量迅速下降至分娩前水平。因此刚分娩完时也是患心脏病的产妇的关键时刻。

（6）合并心血管疾病的孕产妇，大部分在第二产程和分娩后的即刻会有肺水肿的风险。患者可能出现失代偿现象，甚至发生心力衰竭。

2.临床特征

（1）心悸，气促，劳力性呼吸困难，经常性胸闷、胸痛，发绀，杵状指，持续性颈静脉怒张等。

（2）肺动脉高压：肺动脉高压是一种异常的血流动力学状态。其定义是非妊娠状态时，不存在左向右分流的情况下，肺动脉平均压升高，海平面、静息状态下达到或超过25 mmHg，活动时达到或超过30 mmHg。该类患者应进行多学科诊疗和计划分娩。

二、血液系统

1.生理变化

（1）正常妊娠期间，孕妇的血浆容量是逐渐增加的。

（2）至妊娠34周，大多数孕妇的血浆容量增加50%，并且与新生儿出生体重成正相关。

（3）由于血浆的增加多于红细胞的增加，所以血红蛋白、红细胞比容和红细胞计数出现生理性的下降。

（4）正常妊娠期间，孕妇的血小板计数逐渐降低，但通常都在正常范围内。

（5）妊娠期间，孕妇对铁的需求量增加2~3倍，铁不仅用于合成血红蛋白，而且对于某些酶的合成和胎儿生长来说也是需要的。妊娠期间，孕妇对叶酸的需求量增加10~20倍，维生素 B_{12} 的需求量增加2倍。

（6）妊娠期间凝血系统的改变导致生理性高凝状态。

2. 临床特征

（1）贫血：大多数孕妇在妊娠晚期出现贫血症状，因为这时孕妇对铁的需求达到极量。孕妇可出现疲劳、嗜睡、头晕或晕厥等临床表现。

（2）血小板减少症：当血小板计数>50×10^9/L时，原发免疫性血小板减少性紫癜患者发生毛细血管出血和紫癜的可能性小；当血小板计数<20×10^9/L时，警惕自发性黏膜出血的风险。

（3）弥散性血管内凝血（disseminated intravascular coagulation，DIC）：DIC可能无症状或伴有大量出血，具体取决于病情的严重程度。

三、血栓栓塞性疾病

1. 生理变化

（1）妊娠期间，机体凝血系统呈现生理性高凝状态（为产时的止血做准备）。

（2）凝血因子浓度发生变化，纤维蛋白原的水平升高50%。

（3）妊娠过程会改变凝血功能，机体趋向高凝状态，使孕妇在孕期及产后易发生静脉血栓。

（4）这种额外风险从妊娠早期开始出现，并至少持续到产后12周。

（5）下肢静脉血栓的发生多与血管舒张功能异常、静脉血液流速缓慢相关，其中以左侧下肢静脉血栓形成更为常见。

2. 临床特征

（1）深静脉血栓形成：妊娠期间左下肢深静脉血栓的发病率明显高于右下

肢深静脉血栓的发病率。与非妊娠患者相比，孕产妇发生髂股静脉血栓比腘股静脉血栓更为常见。

（2）肺栓塞：孕产妇发生血栓时，须高度警惕肺栓塞的发生。当孕产妇出现呼吸困难和胸痛、咳嗽、咯血时，尤其是出现突发性胸痛时，应高度重视。

四、泌尿系统

1.生理变化

（1）孕期，孕妇的肾集合系统存在明显扩张，这可能与孕酮所致输尿管平滑肌松弛或增大的子宫压迫膀胱或髂血管有关，右侧肾盂和输尿管扩张更明显。

（2）孕期存在生理性水钠潴留，80%的孕妇出现水肿症状。

2.临床特征

（1）急性膀胱炎：尿频、尿急、排尿困难、血尿、蛋白尿和耻骨上疼痛。

（2）急性肾盂肾炎：发热、腰痛、呕吐、寒战、蛋白尿、血尿和膀胱炎等伴随症状。

（3）泌尿系结石：尿路梗阻、感染、顽固性疼痛和出血。

五、呼吸系统

1.生理变化

（1）与非孕期相比，孕妇的代谢率明显增加，耗氧量增加约20%，由此导致正常妊娠时需氧量显著增加。

（2）妊娠状态下，潮气量增加，而呼吸频率基本维持不变，每分钟通气量较非孕期增加40%~50%。

（3）妊娠晚期，膈肌抬高减少了20%的功能性残气量。但由于膈肌本身活动并不受其限制，肺活量通常保持不变。

2.临床特征

(1)妊娠期呼吸困难：妊娠各个阶段，孕妇均可出现呼吸困难，尤以妊娠晚期最为常见。呼吸困难往往出现在休息或说话时，有时在轻度活动后可以得到改善。

(2)肺炎：常见症状有咳嗽、发热、寒战、呼吸困难及胸痛。常见的有细菌性肺炎和病毒性肺炎。孕妇更容易罹患病毒性肺炎。

六、消化系统

(一)肝脏疾病

1.生理变化

(1)妊娠期肝脏代谢增加。

(2)血清总蛋白浓度下降，主要是因为血清白蛋白浓度下降了 20%~40%，另外，血容量的增加可能会稀释血浆蛋白的浓度。

(3)整个孕期丙氨酸氨基转移酶和天冬氨酸氨基转移酶的正常值上限均有变化，从孕早期的 40U/L 下降到晚孕期的 30U/L。其他转氨酶的浓度并没有实质性变化。

2.临床特征

(1)妊娠剧吐：50%以上的患者会出现肝功能异常。转氨酶中等程度升高，胆红素轻度升高。如果转氨酶明显升高，尤其是在出现黄疸的情况下，应考虑病毒性肝炎。随着妊娠剧吐症状的缓解，肝功能异常也会恢复正常。

(2)病毒性肝炎：病毒性肝炎是引起肝功能异常最常见的病因。除了戊型肝炎，其他的病毒性肝炎在妊娠期与非妊娠期的临床表现无明显差异。

(3)妊娠期肝内胆汁淤积：患者会出现皮肤瘙痒，波及四肢和躯干，特别是手掌和脚底。妊娠期肝内胆汁淤积大部分在妊娠晚期出现，妊娠早期较少。患者同时出现肝功能异常、深色尿、纳差等症状。通常在分娩后 48 小时恢复，产后病情恶化者罕见。

（4）HELLP 综合征（hemolysis，elevated liver enzymes，and low platelet count syndrome，HELLP syndrome）：以溶血、肝酶升高及血小板减少为特点，是子痫前期的严重并发症，常危及母儿生命。部分患者会有上腹部或右上腹疼痛、恶心、呕吐、高血压，伴有或不伴有尿蛋白、子痫前期的其他表现等，少部分会有肾功能损伤、胎盘早剥等。

（二）胃肠道疾病

1. 生理变化

（1）妊娠期胃肠动力的变化包括食管下段压力降低、胃蠕动缓慢和胃排空延迟。

（2）胃肠动力在妊娠期普遍降低，小肠和大肠蠕动时间延长。

（3）以上改变可导致孕早期出现便秘、恶心和呕吐等症状。

2. 临床特征

（1）妊娠剧吐：孕早期发病，通常发生在妊娠 6~8 周。妊娠剧吐的特征是长时间的、严重的恶心和呕吐，导致体重减轻、脱水和电解质紊乱，体重下降超过孕前体重的 5%。

（2）便秘：排便次数减少，排便困难，一些孕妇可能会有腹胀、下腹不适和排气增加等症状。可能会导致排便时出血、疼痛。

（3）消化性溃疡：表现为上腹痛。十二指肠溃疡患者的疼痛可通过进食缓解，而胃溃疡患者进食后腹痛会加剧。孕妇会有烧心、恶心等症状，孕期处于静止的溃疡可能会在产褥期复发。

（4）急性胰腺炎：症状与非妊娠期相同。突然发作的持续性上腹部疼痛，腹痛常呈持续性，阵发性加剧，可放射至腰背肩部，常伴有恶心、呕吐、腹胀、发热等症状。少部分患者有黄疸的表现。

（5）急性阑尾炎：妊娠早期与非妊娠患者相似，常有转移性右下腹痛，伴恶心、呕吐、发热及右下腹压痛、反跳痛和腹肌紧张等。妊娠中晚期表现不典型，无明显的转移性右下腹疼痛。疼痛可见于右侧腰部。压痛、反跳痛和腹肌紧张常不明显。

七、内分泌系统

(一)糖尿病

1.生理变化

(1)妊娠期间,机体处于一种生理性胰岛素抵抗及糖耐量相对不耐受的状态,尤以妊娠晚期为甚。

(2)孕早期胰岛素敏感性增加,但孕中、晚期胰岛素抵抗进行性增加。妊娠中后期,胎盘分泌的人类胎盘泌乳素增加,胰岛素分解酶活动也增加,于是产生的胰岛素拮抗作用更明显。

(3)因妊娠期生理性的糖代谢改变,若胰岛素分泌量的增加无法补偿妊娠生理性的胰岛素抵抗,就会出现胰岛素的分泌相对不足导致的妊娠期糖尿病或糖尿病合并妊娠。

(4)身体代偿性地利用脂肪、蛋白质来产生热量的结果,可致甘油三酯分解增加,产生脂肪酸和酮体,使得酮症酸中毒的风险增加,这在妊娠晚期最为明显。

2.临床特征

(1)1型糖尿病:与胰岛素绝对缺乏有关。患者大多为儿童及青少年,可有口渴、多尿、视物模糊、体重减轻和酮症酸中毒等症状。

(2)2型糖尿病:在肥胖及高龄孕妇中更为常见。其病因一是个体外周对胰岛素的抵抗,二是胰岛素的分泌相对不足。

(二)甲状腺疾病

1.生理变化

(1)肝脏合成甲状腺结合球蛋白增加。

（2）与之相应的，总甲状腺素（T4）和总三碘甲状腺原氨酸（T3）水平升高。

（3）妊娠期处于相对碘缺乏状态。

（4）妊娠早期，孕妇血清甲状旁腺素水平降低，中晚期逐渐升高，有利于为胎儿提供钙。

2.临床特征

（1）甲状腺功能亢进：怕热、心动过速、心悸、手掌红斑、情绪障碍、呕吐和甲状腺肿。最突出的特征是体重减轻、震颤、持续心动过速、上睑迟滞和突眼。

（2）甲状腺功能减退症：体重增加、嗜睡和疲劳、脱发、皮肤干燥、便秘、腕管综合征、液体潴留和甲状腺肿。妊娠期最典型的特征是畏寒、反应缓慢、脉搏慢。

八、胎盘类疾病

（一）前置胎盘

1.生理变化

（1）随着妊娠周数的变化，以及子宫颈变薄与扩张，胎盘位置发生改变，胎盘随着于子宫下段，甚至胎盘下缘达到或覆盖宫颈内口。

（2）可分为完全性前置胎盘、部分性前置胎盘与边缘性前置胎盘。

2.临床特征

（1）无痛性阴道出血。

（2）胎盘占据子宫下段，故常合并胎位不正。

（3）产后出血风险高。

（二）胎盘早剥

1.生理变化

（1）底蜕膜出血、形成血肿，导致局部胎盘与子宫壁剥离。

（2）出血增多时，大量组织凝血活酶从剥离处进入母体血液循环，激活凝血系统并影响血液供应，导致母体多器官功能障碍。

2. 临床特征

（1）持续而强烈的疼痛，隐匿性出血时疼痛十分严重，开放性出血时疼痛较轻微。

（2）子宫张力增加、子宫压痛明显。

（3）子宫卒中。

九、结缔组织疾病

1. 生理变化

妊娠期间，母体免疫系统常会出现改变，从细胞免疫向液体免疫偏移。

2. 临床特征

（1）系统性红斑狼疮：临床表现具有多样性，分为活动期和稳定期。初始可能局限于一个器官系统，随着疾病进展逐渐累及其他系统，或初始就累及多个系统。关节受累是最常见的临床表现。关节炎以压痛和肿胀为主，其他表现包括皮肤受累、浆膜炎、肾脏受累等。

（2）抗磷脂综合征：反复动脉和（或）静脉血栓、血小板减少症、胎儿丢失，特别是发生于孕中期的死胎。

十、生殖系统疾病

（一）子宫破裂

1. 生理变化

（1）子宫破裂通常发生在瘢痕子宫的子宫肌层损伤部位；对于无瘢痕的子

宫而言,子宫破裂通常发生在子宫下段。

(2)除此之外,邻近结构(如膀胱)可能会发生撕裂。对相关病例进行的研究显示,阔韧带的严重出血会导致大量腹膜后血肿,进而导致明显的血流动力学不稳定。

2.临床特征

子宫破裂多发生于分娩期,通常分为完全性破裂和不完全性破裂,多数由先兆子宫破裂进展为子宫破裂。先兆子宫破裂表现为产妇烦躁不安,呼吸、心率加快,下腹剧痛难忍,少量阴道流血,继而出现子宫肌层部分或全层破裂。

(刘冰)

第二章

危重孕产妇管理预警系统

第一节　危重孕产妇的概念及管理概述

危重孕产妇（maternal near miss，MNM）是指因各种复杂因素罹患严重疾病，且疾病严重影响母婴安全，在妊娠期、分娩期或产后 42 天内病情危重，需要进行重症监护与特殊处理的孕产妇。诊断标准详见本书第五章相关内容。孕产妇死亡率是反映一个国家、一个地区综合状况的指标。我国妇女儿童的健康保健工作一直受到党和政府的高度重视。据统计，中国孕产妇死亡率从 1949 年的 1500/10 万，降至 2023 年的 15.1/10 万，妇幼保健水平得到极大提高。中国的妇幼健康核心指标水平已位居全球中高收入国家前列，被世界卫生组织（WHO）列为全球妇幼健康高绩效的 10 个国家之一。取得这样的成就，与党的关怀、政府的投入、产科医务人员和妇幼健康服务人员能力的不断提升、妇幼健康服务均等化水平不断提高、妇幼保健制度不断完善是分不开的。

在美国、英国等发达国家以及中国，孕产妇死亡已经成为低概率事件，而危重孕产妇发病率或孕产妇危重事件发生率（severe maternal morbidity，SMM）已成为比孕产妇死亡率更常见、更有效的产科指标。研究表明，较高的孕产妇病死率与危重症的识别延迟有关，即便在美国、英国等发达国家，仍有 40%~60% 的孕产妇死亡可以避免。作为导致孕产妇死亡的前期指标，SMM 对强化孕产妇管理、降低孕产妇死亡率有重要意义。

随着我国生育政策的全面放开、辅助生殖技术的发展，高龄、瘢痕子宫孕妇增多，危重孕产妇的数量正在逐年攀升。危重孕产妇的病情变化迅猛，受到妊娠、分娩因素的影响，一些生理参数、实验室检查指标随着孕周的变化而改变，一些疾病受到妊娠因素影响导致临床表现不典型，进而导致其病理现象与生理现象的鉴别存在困难。这些都加大了降低孕产妇死亡率的难度，给产科临床工作人员带来了空前的压力和挑战。因此加强对我国孕产妇的风险管理，对降低孕产妇死亡率具有重要临床意义。研究表明，生理参数的变异是病情变化的早期征象，在一般人群中生理参数的异常优先出现在危险疾病之前。而我们常常对异常的生理参数、症状的临床意义认识不足，致使反应滞后进而延误救治。对患者病情变化的早期识别、早期干预，可以改善临床结局。

第二节　预警系统在危重孕产妇管理中的应用

患者的病情变化是一个动态过程，即从正常孕产妇发展为高危孕产妇，进而发展为危重孕产妇，甚至导致孕产妇及围产儿死亡。大量的孕产妇死亡前曾经历识别、诊断和治疗的延迟，即便是专科医生在识别孕产妇病情不稳定的早期征象时也存在困难，如果能在孕产妇病情急速进展之前识别生理预警征象并及早采取干预措施，将有效地改善孕产妇不良结局。为了及时、快速、准确地识别危重孕产妇，近些年，美国、英国等发达国家均已先后建立了各自的产科早期预警评分系统，用来评估孕产妇病情的严重程度或潜在的危险性，以便早期识别、处理危重孕产妇，改善母婴结局。

目前我国在构建孕产妇早期预警评分系统方面仍处于起步阶段。虽然国外产科早期预警评分系统已经在一定范围内推广使用，对我国评估危重孕产妇风险有一定的参考价值，但是目前尚无产科早期预警评分的国际标准，由于不同地区在人群、环境、条件等方面存在差异，国外的早期预警评分系统是否适用于我国产科，还需要进一步研究验证，我国产科早期预警系统的建立应在借鉴国外发展经验和循证的基础上进行。

一、中国孕产妇妊娠风险评估

2017 年，原国家卫生和计划生育委员会发布了《孕产妇妊娠风险评估与管理工作规范》，要求将妇女儿童健康作为保护妇女儿童权益、促进妇女儿童全面发展的重要基础性工作。各类医疗机构对妊娠至分娩 42 天内的妇女进行筛查、评估与管理。筛查内容包括妊娠史、分娩史、疾病史、家族史、辅助检查结果、临床表现特征、妊娠合并症、并发症以及年龄、体重等高危因素，评估结果以 5 种颜色代表不同妊娠风险等级，并按照相应等级进行管理。其中，红色妊娠风险最高，橙色、黄色、绿色妊娠风险依次下降，紫色代表孕妇患有传染性疾病并可同时伴有其他颜色标识。规范要求，黄色妊娠风险级别的孕妇须在二级以上医疗机构接受孕期保健，橙色及以上级别的孕产妇须在县级以上危重孕产妇救治中心或三级甲等医疗机构救治，并作为重点人群纳入高危孕产妇专案管理，根据病情变化及时调整妊娠风险级别。此风险评估模式主要通过筛查孕妇可能存在的健康问题采取不同的随访管理及监护措施，以达到早发现、早诊治、早管理的目的。目前国内各医疗机构多已应用。

二、预警系统的起源与发展

当前，国内早期的孕产妇预警评分系统的研究人群主要集中在普通成人、儿童或新生儿，目前的预警系统不适合孕产妇等特殊人群，且评估指标和触发阈值尚未形成统一的标准，触发机制和应急处理等方面也存在一定的差异，因此建立适合我国的孕产妇早期预警评分系统，以快速、准确地识别病情变化并实施早期干预，对于降低孕产妇及围产儿死亡率和减少严重负性事件至关重要。下面简单介绍一下目前常用的危重孕产妇早期预警系统。

（一）早期预警系统

1997 年，英国设计了早期预警评分系统（the early warning scoring tool, EWS）并开始广泛应用。EWS 的出现使得床旁医护人员能更加客观地评估患者的状况。经过实践之后，形成了早期预警评分系统改良版。但是由于产科具有特殊性，许多指标对于孕产妇并不适用，非产科的 EWS 和早期预警评分系统改良版在产科情境下使用时其敏感性及特异性较差。借鉴 EWS，英国又建立了基于产科人群的 EWS。2007 年，英国首次发布了改良的产科早期预警系统（the modified early obstetric warning system, MEOWS）并建议常规使用。该预警系统的评估参数包括体温、血压、心率、呼吸频率、血氧饱和度、意识水平和疼痛评分。当出现 1 个明显异常参数（红色预警参数）或者出现 2 个中等程度异常指标（黄色预警参数）时即触发预警系统。多项研究提示，MEOWS 特异度高，具有较好的疾病预测能力。自此 MEOWS 开始在国际上广泛应用。

（二）产科早期预警标准

美国妇产科医师学会、美国产科麻醉和围产协会等组成的生命体征预警指标小组委员会起草了单参数的产科早期预警标准（the maternal early warning criteria, MEWC）。针对孕产妇最常见的 4 种妊娠并发症（产科出血、子痫前期-高血压、感染和心肺功能不全）设计了专门的早期预警触发工具（maternal early warning trigger, MEWT）。该工具预警指标包括心率、呼吸、血压、平均动脉压、血氧饱和度、体温、意识、胎心率及护士的主观判断，为单参数预警，2 个预警指标异常且持续 20 min 以上即启动触发机制。MEWT 有其相应的治疗路径，这是它与其他早期预警工具的主要区别。与 MEOWS 不同的是，MEWC 未将体温及疼痛作为预警参数，而尿量被纳入作为预警参数之一。只要单一参数出现异常时，即要求立即进行床旁评估，必要时进行紧急诊断与治疗干预。一旦紧急诊断患者病情危重或病情极有可能恶化为危重状态，立即启动治疗，升级医疗服务（启动产科紧急应答团队、快速反应团队、转运至更高级别的医疗单位或医疗机构）。

（三）我国产科早期预警工具

我国目前也有一些医院在尝试采用产科早期预警工具，但尚未有一个比较成形的预警体系，在参数设置、参数预警的阈值方面还需要进一步探讨。1998 年，广州医科大学附属第三医院成立了中国首家"重症孕产妇救治中心"，经过 20 余年的发展，该中心在重症孕产妇筛查、预防、预警、救治等方面取得很大成绩，为产科重症医学专业的发展奠定了坚实基础；在国内外创新性提出"重症孕产妇预警—O2O 管理—快速反应团队建立—持续性演练—ICU 救治体系"，为重症孕产妇救治开创了新的救治模式；建立了危重孕产妇住院患者基于快速反应团队的早期预警管理模式。所有孕产妇在门诊或急诊就诊、入院时、病情变化时，医护人员根据收集到的患者的主观和客观资料，立刻用早期预警标准进行评估，一旦达到预警标准，立即启动产科快速反应团队并进行持续的评估。预警的标准如表 2-2-1 所示。

表 2-2-1　快速反应团队启动的预警标准（黄色预警）

项目	预警标准
意识改变	淡漠；谵妄；烦躁不安；意识不清；乱语
体温变化	持续高热（体温≥39 ℃）或体温不升（体温≤35 ℃）
呼吸变化	脉搏血氧饱和度（SpO_2）≤90%；呼吸频率（RR）≤16 次/min 或 ≥25 次/min； 不能完整地表达一个句子； 循环变化：BP≤90/60 mmHg 或 ≥160/100 mmHg；心率≤50 次/min 或 ≥120 次/min；血压较基础血压下降或上升≥30%
出血风险	不明原因的单次阴道流血≥100 mL

续表2-2-1

项目	预警标准
危急值	$[Mg^{2+}] < 0.4$ mmol/L 或 >3 mmol/L；血小板（PLT）$\leqslant 30 \times 10^9/L$；Hb $\leqslant$ 60 g/L； 活化部分凝血活酶时间（APTT）>80 s；血浆凝血酶原时间（PT）>25 s；纤维蛋白原（Fbg）<1.5 g/L；pH $\leqslant 7.2$ 或 $\geqslant 7.55$；$[K^+] < 3.0$ mmol/L 或 > 6 mmol/L 等
疼痛问题	反复诉有剧烈疼痛，经常规处理无法缓解
胎儿风险	胎监 NST 无反应；胎心率 $\leqslant 110$ 次/min 或 $\geqslant 180$ 次/min
其他情况	以上未涉及的其他危及生命的症状或体征等

三、预警系统的效能

早期预警系统对于孕产妇危重症预测的敏感度达 89%，特异度可达 85%，阳性预测值达 41%，可以提高临床干预效率，降低孕产妇死亡率。但预警系统的效能须动态评估。首先，预警效能会因参数阈值改变而演变。英国的一项研究收集孕产妇产前、产时及产后每间隔一段时间的生命体征，收集的数据将用于确定围产期生命体征的参考范围，这为专门制定不同妊娠时期的产科预警评分设计提供循证学依据。其次，预警系统敏感度和特异度之间的最佳平衡可能因临床环境和群体的不同而有差异。不同医疗资源情况下产科早期预测模型也存在差异，有研究者开发了适用于资源有限地区的产科早期预测模型，并验证该模型预测产妇不良结局的敏感度为 86%，特异度为 92%，具有良好的预测效能。研究提示，对于某些疾病（如脓毒症、败血症等），产科早期预警系统的预测效能低。因此，2016 年美国研究者针对四大并发症及合并症（即败血症、出血、子痫前期和心血管功能障碍）设计了特定的孕产妇早期预警参数（maternal early warning triggers，MEWT），该预警系统使母胎复合不良结局发生率降低了 14%，母体不良结局发生率降低了 18%，有助于识别病情可能发生急剧恶化的患者。

四、预警系统的反应

评分系统只是整套预警系统的一部分，系统一旦触发，就需要由经过适当培训的临床医生迅速采取行动并进行有效的沟通。一旦紧急诊断患者病情危重或病情极有可能恶化为危重状态，立即启动产科快速反应团队。但临床上存在一些即便符合预警参数的界限也可能是非危重状态的情况。因此，启动床旁评估后，若发现无须进行紧急诊断与干预，则需要制订后续的监测、报告病情及临床回顾计划。若反复出现早期预警参数则需要增加监测的强度与密度，增加评估的频次，直至最终诊断明确或预警解除。

第三节　"321"高危妊娠管理模式

广州医科大学附属第三医院产科是国家临床重点专科、广东省产科重大疾病重点实验室、广州重症孕产妇救治中心，每年接收大量的高危孕产妇，接收上千例转诊急危重症孕产妇。该中心通过多年的临床实践积累了一定的经验，采用"321"的管理模式对危重孕产妇进行全程管理。

"3"的第一个含义是表示门诊、住院或急诊管理。门诊通过高危因素筛查、疾病症状和检查发现疾病变化的早期预警信号；急诊用于处理紧急情况和接收入院患者；住院是为了规范化管理和终止妊娠。三者密切相关，且由产科医生全程负责。"3"的第二个含义是产前、产时和产后管理。这两组"3"确保患者在整个围产期内可以得到连续的护理。

"2"代表根据更新的指南进行标准化治疗，并对临床医务人员进行模拟演习。临床医务人员每周都会讨论学习新指南，并强调可以应用于治疗中的新变化。此外，每月还会进行一次模拟演习，例如产后出血、紧急剖宫产或子痫。

"1"代表高危妊娠管理中的多学科团队合作。广州重症孕产妇救治中心建立的基于快速反应团队的三色预警管理体系，是一种针对住院患者的预警管理模式。不同于门诊患者的五色管理方法，三色预警管理体系用颜色预警区分不同的疾病严重程度。采用红色、黄色、蓝色的三级预警管理方案，即将重症孕产妇按照不同预警标准予以不同颜色的标志（红色、黄色、蓝色），并根据制订的预警处理流程决定是否通知不同级别的医生或相关专家，迅速建立快速反应团队并予以相应的处理和持续性评估。

　　住院患者的红色、黄色、蓝色预警管理模式是用颜色来区分不同患者病情的严重程度的管理模式，具体为：①红色预警：每 15～30 min 监测一次生命体征；报告当班组长/护士长参与护理，报告救治中心主任/值班三线医生；遵医嘱予告病危，通知医务科组织院内外专家讨论，共同拟定治疗方案；需要生命支持时转 ICU 进一步治疗。②黄色预警：每 30～60 min 监测一次生命体征；报告当班组长参与护理，报告医疗组组长/值班二线医生；遵医嘱予告病危，通知妇产科研究所组织院内相关专家讨论，共同拟定治疗方案；必要时转相关专科进一步治疗。③蓝色预警：每 1～2 h 监测一次生命体征；报告上级护士参与护理，报告中心主治医师查房；遵医嘱予告病重，通知中心主任组织科内讨论，共同拟订治疗方案；必要时请院内相关专家会诊。根据预警标准启动预警后管床护士在护士站、医师办公室、孕产妇的床头卡及孕产妇住院信息一览表等处设置明显的颜色标志，保证信息的准确传递，便于护士在床旁快速评估病情及医护人员交接班后对患者病情的准确评估。

　　同时，建立预警标准的标准化管理流程。①预警标准"上墙"：预警标准如表 2-2-1 所示。将预警标准及处理流程制作成展板安置于治疗室及医生办公室墙上，便于医护人员在孕产妇入院时快速评估病情。②预警标志统一化：在护士站及医生办公室醒目的位置建立三色预警标志栏并在交班报告中注明，使接班护士能很清楚地知道孕产妇病情的严重程度并加强观察，从而起到很好的预警效果。③评估流程标准化：规定所有孕产妇必须在入院时、病情变化时、从 ICU 转入病房时进行预警评估，一旦达到预警标准，立即启动快速反应团队，并按相应的预警标准进行相应的处理和持续性评估。

　　在门诊被评估为黄色、橙色、红色、紫色的孕产妇，以及在住院期间医生给予了颜色预警的住院患者出院后均在高危妊娠护理门诊进行随访，进行个案管理，保证专人专案、全程管理、动态监管、集中救治，确实做到"发现一例、登记一例、报告一例、管理一例、救治一例"。随访人员与医生一起制订个性化管理方案、诊疗方案和应急预案。

妊娠危重孕产妇的发生既存在其发生的病理生理基础，也存在诱发的始动因素，又有妊娠期间不良环境等促发影响因素，需要多指标、多方法联合进行识别。未来将进一步完善预测指标有效性及预测模型操作简单普遍性的结合。疾病预测的意义不是静观其变，而在于有所为，如何用简单可靠的预测方式对妊娠危重孕产妇的患者进行分层管理、分级诊疗，是改善患者妊娠结局的关键。研究影响预警系统的任何因素，并认识到其在不同的卫生保健环境中实施的复杂性，从而改良优化系统以提高预警效能。将预警系统与现代科技发展相结合，如采用智能监护仪定期收集生命体征，自动化早期预警等。尤其对于可以通过早防早治降低孕产妇死亡的产科并发症和合并症，应及时进行孕产妇风险预警动态评估，逐步关口前移和重心下移，实现早识别、早发现、早干预，避免病情进展到器官功能衰竭阶段，以提高产科质量、减少母婴不良结局的发生。

（杨帅）

第三章

围产期常见危重疾病的早期识别与急救护理

第一节　子宫破裂的早期识别与急救护理

一、典型案例

患者，女，28岁，因"停经36周，左下腹痛10小时"入院，诉食用隔夜面包、牛奶半小时后出现左下腹持续疼痛、程度剧烈，呕吐2次胃内容物，非喷射性。入院后测血压85/42 mmHg，心率115次/min，腹痛不能缓解，阵发性绞痛，无阴道出血、阴道流液，多普勒胎心仪显示胎心率100~110次/min。急行全腹部CT，提示肝周积液、积血。入院诊断：腹痛查因？孕2产1，孕36周，瘢痕子宫。

思考：患者可能发生了什么？应该如何紧急处理？

二、疾病简介

子宫破裂(rupture of uterus)：指在妊娠晚期或分娩期子宫体部或子宫下段发生破裂，是直接危及孕产妇及胎儿生命的严重并发症，是导致母婴死亡最严重的产科并发症之一。随着剖宫产率的增加及我国人口政策的调整，子宫破裂的发生率有上升的趋势。子宫破裂分为不完全性子宫破裂和完全性子宫破裂，常见原因是瘢痕子宫及先露部下降受阻，主要临床表现为腹痛、病理性缩复环及胎心异常、阴道出血、血流动力学不稳定等，一旦确诊，应尽快剖宫产终止妊娠。

子宫破裂一般发生在妊娠晚期或产程中。完全性子宫破裂是子宫肌壁全层破裂，子宫腔与腹腔相通，有典型的临床表现，而不完全性子宫破裂是子宫肌层部分或全部断裂，浆膜层尚未穿破，由于宫腔内容物没有进入腹腔，往往缺乏临床症状，容易被忽视。对于有瘢痕子宫、产道异常等高危因素的急腹症患者，医护人员应警惕子宫破裂的发生，可以根据病史、症状、体征、辅助检查等，与妇科、外科、内科疾病引起的类似症状相区别，早期识别子宫破裂，及时处理，减少母婴不良结局的发生。

三、疾病的高危因素

子宫破裂的高危因素见图 3-1-1。

本病例中，患者曾行剖宫产 1 次，瘢痕子宫，有子宫手术史，存在子宫破裂的高危因素。伴有不规则宫缩，持续下腹剧痛不能缓解、血流动力学不稳定、胎心异常，有子宫破裂的临床表现，但较难与胃肠炎等相鉴别。

四、如何早期识别

子宫破裂的早期识别流程图见图 3-1-2。

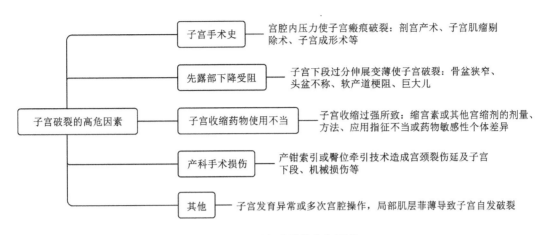

图 3-1-1　子宫破裂的高危因素

　　本案例是一个完全性子宫破裂的典型案例。仅从患者的主诉和病史分析，腹痛发生的原因易与急性胃肠炎相混淆，从而延误子宫破裂的早期识别。通过对患者的子宫破裂高危因素的评估，结合患者生命体征变化、临床症状、体征、辅助检查、胎儿监护情况等，可初步判断腹痛发生的可能原因。但是临床中由于不完全性子宫破裂发生时往往缺乏先兆症状，临床体征不明显，有时破裂处有压痛，应结合患者的症状和体征，充分评估患者的腹痛情况，做到早期识别病情变化，早期干预，减少母婴不良结局的发生。一旦孕妇发生子宫破裂，不论胎儿是否成活，均应进行紧急剖宫产。本案例中医务人员根据孕妇生命体征、腹痛、胎儿监护情况，能够早期识别子宫破裂的发生，给予孕妇紧急剖宫产，使胎儿 Apgar 评分为 5 分—7 分—9 分，减少了母婴不良结局的发生。

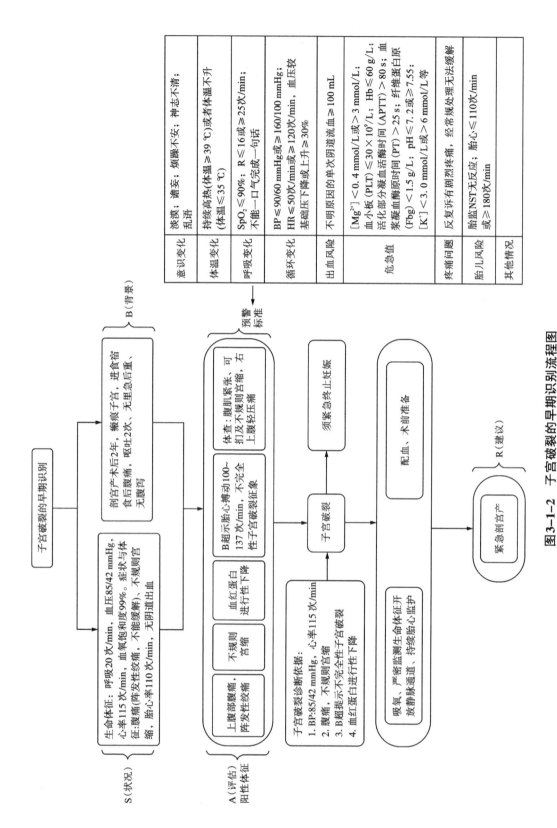

图 3-1-2 子宫破裂的早期识别流程图

五、识别后如何急救护理

识别后启动快速反应团队的急救护理见表 3-1-1。

表 3-1-1　启动快速反应团队的急救护理(子宫破裂)

判断	判断腹痛、血压、胎儿情况达到启动标准
呼救	立即呼救,启动快速反应团队
A:airway 通道管理	协助患者取侧卧位,迅速建立 2~3 条静脉通道,选择大号(至少 18 号)留置针
B:breathing 呼吸道管理	保持呼吸道通畅及吸氧
C:circulation 循环系统管理	保证至少 2 条静脉通道正常使用,补液,抗休克治疗,禁食水,留置尿管,准确记录出入量
D:delivery 紧急终止妊娠	与相关科室做好沟通,做好紧急剖宫产的准备,备皮、配血、必要时留置胃管、尿管等;做好新生儿抢救、输血科、检验科、麻醉医生、手术人员等的相关准备
E:evaluate 救治效果评价	对急救处理进行综合、动态评价,根据母婴情况实施进一步救治

团队施救分工及站位图见图 3-1-3。

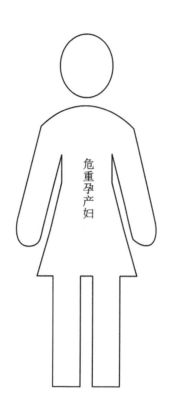

医生
（产科一、二、三线医生，麻醉医生，儿科医生，输血科医生等）
·工作内容：评估病情、作出决策、评价效果
·一线医生：术前沟通、知情同意、病例书写
·二线医生：观察病情，汇报病史，评估抢救效果
·三线医生：指挥抢救，医疗决策，动态评估

护士2
·判断腹痛情况
·启动快速反应团队
·开放2~3条静脉通道，选择18号留置针
·血液标本采集（血常规、凝血常规、DIC组合、降钙素、配血）
·抗休克、遵医嘱用药

护士1
·准备心电监护、抢救车
·左侧卧位，保持呼吸道通畅，吸氧
·母胎监护
·做好术前备皮、导尿等
·协助核对用药
·协助医生检查等

危重孕产妇

抢救车放置处

护理组长：呼叫团队、沟通、汇报、记录

图 3-1-3　团队施救分工及站位图

注：医生的站位根据患者病情变化及各种救治措施进行动态调整。

六、识别与急救要点

(一)识别

完全性子宫破裂是由不完全性子宫破裂发展而来的，一旦发生，会造成严重不良母婴结局，医护人员应根据患者生命体征、临床症状、体征、辅助检查、胎儿监护等，早期识别，快速处理。但是不完全性子宫破裂往往缺乏先兆症状，临床体征不明显，应结合患者的病史、生命体征变化和体征，充分评估患者的腹痛情况，在有宫缩伴有腹痛、阴道出血的情况下应考虑子宫破裂的可能，做到尽早识别病情变化，早期干预。

(二)急救

子宫破裂后应立即行剖宫产术结束分娩,对于完全性子宫破裂者,应根据患者的生命体征等情况,在积极输液、输血、吸氧、抗休克的同时尽快行剖宫产术。通过早期识别,迅速判断子宫破裂的可能性,立即启动快速反应团队,多学科联动保障母婴安全。

(杨帅、赵荣)

第二节 羊水栓塞的早期识别与急救护理

一、典型案例

患者,女,36 岁,因"停经 40 周先兆临产,羊水过多"入院。宫口开 8 cm 时破水,羊水清,胎心监测提示重度变异减速,胎心率降至 60 次/min。孕妇尖叫一声后,意识丧失,口吐白沫,心电监护提示血压、心率、呼吸检测不到,血氧饱和度为 75%。

思考:患者可能发生了什么?应该如何紧急处理?

二、疾病简介

羊水栓塞(amniotic fluid embolism, AFE)是产科特有的罕见、致命性的并发症,全球范围内 AFE 报告的发病率(0.8~7.7)/10 万,其特征是突然发生心肺功能衰竭及凝血功能障碍,常发生在产时或胎盘娩出后 30 min 内,孕产妇死亡率高达 11%~50%,围产儿死亡率约为 20.2%,在存活的患者中,61% 的患者遗留有严重的神经系统损伤。羊水栓塞是导致母儿死亡以及致残的主要原因。

AFE 是主要依据临床症状诊断的疾病，因此至少有 20% 的病例被误诊或过度诊断。

目前 AFE 的发病机制仍未阐明，且不可预测。通常认为，当胎盘屏障破坏时，羊水成分进入母体循环，一方面引起机械性的阻塞，另一方面母体将对胎儿抗原和羊水成分发生免疫反应，当胎儿的异体抗原激活母体的炎症介质时，发生炎症、免疫等"瀑布样"级联反应，从而发生类似全身炎症反应综合征，引起肺动脉高压、肺水肿、严重低氧血症、呼吸衰竭、循环衰竭、心脏骤停及孕产妇严重出血、DIC、多器官功能衰竭等一系列表现。AFE 的典型临床表现为产时、产后出现突发的低氧血症、低血压和凝血功能障碍。

（1）前驱症状：30%~40% 的 AFE 孕产妇会出现非特异性的前驱症状，主要表现为憋气、呛咳、呼吸急促、心慌、胸痛、寒战、头晕、恶心、呕吐、乏力、麻木、针刺样感觉、焦虑、烦躁、精神状态的改变及濒死感等，临床上须重视这些前驱症状。AFE 如在胎儿娩出前发生，胎心电子监护可显示胎心减速、胎心基线变异消失等异常；严重的胎儿心动过缓可为 AFE 的首发表现。

（2）呼吸循环功能衰竭：孕产妇出现突发呼吸困难和（或）口唇发绀、血氧饱和度下降、肺底部较早出现湿啰音、插管者的呼气末二氧化碳分压测不出；心动过速、低血压休克、抽搐、意识丧失或昏迷，心电图可表现为右心负荷增加等。病情严重者，可出现心室颤动、无脉性室性心动过速及心脏骤停，于数分钟内猝死。

（3）凝血功能障碍：大部分 AFE 孕产妇存在 DIC，发生率高达 83%，可作为 AFE 的首发表现。表现为胎儿娩出后无原因的、即刻大量产后出血，且为不凝血，以及全身皮肤黏膜出血、血尿、消化道出血、手术切口及静脉穿刺点出血等 DIC 表现。

（4）急性肾功能衰竭等多器官功能损害：AFE 孕产妇的全身器官均可受损，除心功能衰竭、肺功能衰竭及凝血功能障碍外，肾脏和中枢神经系统是最常受损的器官和系统，存活的 AFE 孕产妇可出现肾功能衰竭和中枢神经系统功能受损等表现。由于被累及的器官与系统不同，AFE 的临床表现具有多样性和复杂性。

三、疾病的高危因素

目前公认的 AFE 潜在高危因素如下：

(1)患者因素：年龄>35 岁、孕前高血压疾病、过敏体质，表现为对胎儿抗原的过敏样反应。

(2)妊娠因素：胎盘因素[胎盘植入性疾病(PAS)、胎盘早剥、前置胎盘]、哮喘、多产、子宫破裂、绒毛膜羊膜炎、子痫前期、胎儿生长受限、胎儿死亡等。

(3)分娩因素：孕早中期流产、促子宫颈成熟及催引产、剖宫产分娩、阴道器械助产分娩、人工剥离胎盘等。

(4)其他因素：人工破膜、羊膜腔穿刺术、腹部和(或)子宫创伤。

本案例中患者为羊水过多，临产过程中破水。患者突然意识丧失，血压、心率、呼吸检测不到，血氧饱和度 75%，具有 AFE 典型的临床症状。

四、如何早期识别

羊水栓塞的早期识别流程图见图 3-2-1。

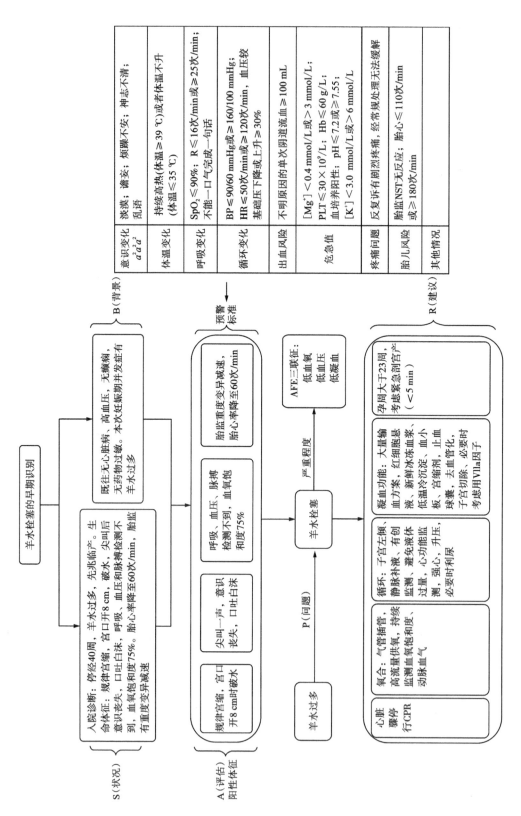

图3-2-1 羊水栓塞的早期识别流程图

本案例是典型的产时羊水栓塞，应了解患者的既往病史，排除其他疾病引起的突发意识丧失、心跳呼吸骤停，监测血压、脉搏、呼吸和胎儿生命体征，观察凝血功能变化，为 AFE 急救和有效的多学科团队合作提供早期识别证据。

五、识别后如何急救护理

识别后启动快速反应团队的急救护理见表 3-2-1。

表 3-2-1　启动快速反应团队的急救护理（羊水栓塞）

判断	判断意识丧失、心跳呼吸骤停、低血氧、低血压达到启动标准
呼救	立即呼救，启动快速反应团队
A：airway 通道管理	协助患者取休克体位，迅速建立 2~3 条静脉通道，选择大号（16 号）留置针
B：breathing 呼吸道管理	开放气道，保持呼吸道通畅，必要时给予面罩吸氧，配合医生气管插管辅助呼吸等
C：circulation 循环系统管理	遵医嘱使用血管活性药物和正性肌力药物，以保证心输出量和血压稳定，并应避免过度输液
D：delivery 适时终止妊娠	胎儿已达妊娠 23 周以上，同时准备阴道助产或短时间内行剖宫产术，如心肺复苏 4 min 仍无自主心率，行紧急剖宫产，5 min 内娩出胎儿
E：evaluate 救治效果评价	全面的监测应贯穿于抢救过程的始终，包括血压、心率、呼吸、尿量、凝血功能、电解质、肝肾功能、血氧饱和度、心电图、动脉血气分析、中心静脉压、心输出量等，对急救处理进行综合、动态评价，根据母婴情况实施进一步救治

团队施救分工及站位图见图 3-2-2。

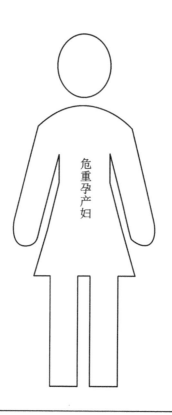

医生
（一／二／三线医生，麻醉医生，儿科医生，输血科医生等）
工作内容：
· 评估病情
· 作出决策
· 评价效果

护士2
· 判断意识、血压、血氧，怀疑羊水栓塞，启动快速反应团队
· 心脏骤停即行心肺复苏
· 开放2～3条静脉通道，选择16号留置针
· 血液标本采集
· 遵医嘱用药
· 液体复苏，适量补液

护士1
· 准备心电监护、除颤仪、呼吸球囊、抢救车
· 必要时继续心肺复苏
· 保持呼吸道通畅，吸氧
· 协助核对用药
· 心电监护
· 紧急剖宫产准备

危重孕产妇

抢救车放置处

护理组长：呼叫团队、汇报、沟通、记录等

图3-2-2　团队施救分工及站位图

注：医生的站位根据患者病情变化及各种救治措施进行动态调整。

六、识别与急救要点总结

（一）识别

羊水栓塞的临床表现具有多样性和复杂性，突发强调了 AFE 引起的机体改变非常迅速，低氧血症、低血压和凝血功能障碍是典型的 AFE 三联征。早期识别非常重要，一旦怀疑 AFE，立即按 AFE 救治，及时有效的多学科合作对抢救成功和改善预后至关重要。依据患者的典型临床表现可迅速识别，尽早启动快速反应团队,进行早期高质量心肺复苏和纠正 DIC。

(二)救治

羊水栓塞是产科特有的罕见并发症,临床特点是起病急骤,病情凶险,难以预测,可导致母儿死亡等严重的不良结局。一旦怀疑孕妇羊水栓塞,应立即抢救,包括产科、麻醉科、呼吸科、心血管科、重症医学科等多学科密切协作。治疗原则为维持呼吸循环等生命支持及保护各器官功能,并针对性地进行生命支持、抗休克、保护器官功能及纠正凝血功能障碍,如羊水栓塞发生在胎儿娩出前,应在抢救孕妇的同时行阴道助产或紧急剖宫产及时终止妊娠。心脏骤停者应立即心肺复苏,孕周 23 周以上时可考虑紧急剖宫产,可能有利于后续复苏;同时积极处理产后出血,若难以控制产后出血,须果断、快速切除子宫,赢得抢救时间。

(李晓林)

第三节 产后出血的早期识别与急救护理

一、典型案例

患者,女,因"停经 34^{+5} 周,发现胎盘植入 5 月余"入院。入院盆腔 MRI 平扫示:中央型前置胎盘;胎盘植入子宫前下壁。患者因中央型前置胎盘、胎盘植入,拟计划剖宫产术终止妊娠;入院后第二天在全麻下行子宫次全切除术+子宫体剖宫产术+双侧子宫动脉结扎术+盆腔置管引流术。娩出胎儿后因子宫出血凶猛,行子宫次全切除术,盆腔内放置引流管一根。术中出血 4000 mL,术中输红细胞 1200 mL,输新鲜血浆 1200 mL,术中血压最低 90/49 mmHg,心率 90~115 次/min,尿量 1000 mL。返回病房后 3 h 内患者心率波动在 99~113 次/min,

血压波动在$(80\sim90)/(50\sim60)$ mmHg，测中心静脉压波动在$3.5\sim4.0$ cmH$_2$O，尿量少，阴道出血少，盆腔引流 15 mL。患者脸色苍白，乏力。复查血红蛋白为 45 g/L。

思考：患者可能发生了什么？应该如何紧急处理？

二、疾病简介

产后出血(postpartum hemorrhage，PPH)是指阴道分娩胎儿娩出后 24 h 内出血量超过 500 mL，剖宫产超过 1000 mL，或伴有低血容量的症状或体征。产后出血是目前我国孕产妇死亡的首要原因。据国内外文献报道，PPH 的发病率为 5%～10%，由于临床估计的产后出血量比实际量低，故 PPH 的实际发病率更高。根据产后失血量、失血速度及产妇体质不同，PPH 的预后也不同，若短时间内大量失血可迅速发生失血性休克，甚至危及产妇生命。早期识别产后出血，尽早处理，针对病因迅速止血、纠正休克、积极防治并发症。

三、疾病的高危因素

PPH 危险因素的分组情况具体如下：

(1)低危组：单胎妊娠、无产后出血史、分娩次数少于 4 次、无子宫手术史等。

(2)中危组：多胎妊娠、子宫肌瘤、分娩次数大于 4 次、绒毛膜羊膜炎、子宫手术史等。

(3)高危组：胎盘植入、出血倾向或凝血功能异常、红细胞比容小于 30%、产后出血史、入院时有出血、心动过速、低血压等。

本病例中患者胎盘植入且有子宫手术史，是产后出血的高危人群。

四、如何早期识别

PPH 的早期识别流程图见图 3-3-1。

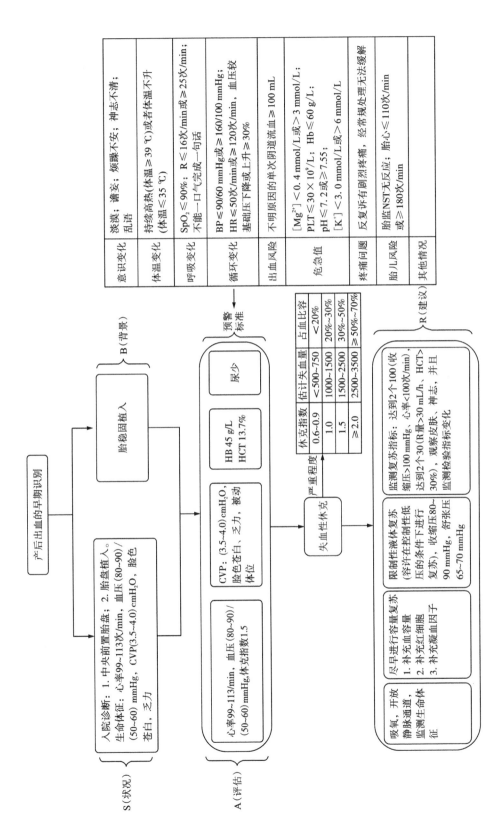

图3-3-1　产后出血的早期识别流程图

本案例是一个典型的严重产后出血案例，要正确评估患者的出血量，重点观察出血量是否继续增加，特别是要注意留置引流管中引流液的量，是否有血肿形成，做好早期液体复苏，但是在产后出血早期，由于血液浓缩，常不能准确反映实际出血量，所以补液的过程中要适时监测血压、脉搏、呼吸和尿量等，关注检查指标的波动情况，早期识别并发症的发生，并且做好复苏后的限制性液体复苏，避免再次发生液体补充过多导致的肺水肿、心力衰竭等并发症。

五、识别后如何急救护理

识别后启动快速反应团队的急救护理见表 3-3-1。

表 3-3-1　启动快速反应团队的急救护理(产后出血)

判断	判断出血情况、生命体征情况达到启动标准
呼救	立即呼救，启动快速反应团队
A：airway 通道管理	迅速建立 2~3 条静脉通道，保证快速输血输液，抗休克，一条专用输血通道，一条快速补液通道，一条维持缩宫素补液通道
B：breathing 呼吸道管理	保证充足供氧，可采用面罩法或鼻导管给氧，必要时采用人工通气
C：circulation 循环系统管理	在积极止血的同时迅速补充血容量，维持循环稳定，以保证重要器官的血液灌注。在出血后 1~2 h 内快速补足失血量的 1/3~1/2。尽快输注血制品
D：drug 药物使用	遵嘱使用各种药物：促宫缩、止血等药物
E：evaluate 救治效果评价	多维度、动态评价急救效果，包括基本生命体征监测、尿量、心输出量、中心静脉压、氧饱和度、血乳酸水平监测、各器官功能等

团队施救分工及站位图见图 3-3-2。

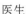

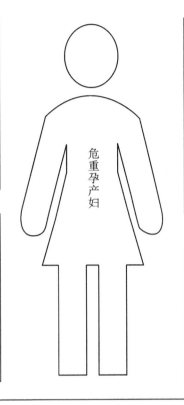

医生
（一／二／三线医生，麻醉医生，儿科医生，输血科医生等）
工作内容：
• 评估病情
• 作出决策
• 评价效果

护士2
• 判断患者生命体征，启动快速反应团队
• 开放2～3条静脉通道，选择18号留置针
• 采集血标本
• 遵医嘱用药，容量复苏

护士1
• 准备心电监护、抢救车
• 休克体位、心电监护
• 保持呼吸道通畅，吸氧
• 协助核对用药
• 术前准备
• 协助医生操作、检查

抢救车放置处

护理组长：呼叫、沟通、汇报、记录等

图 3-3-2 团队施救分工及站位图

注：医生的站位根据患者病情变化及各种救治措施进行动态调整。

六、识别与急救要点总结

（一）识别

PPH 的关键是对出血量的正确测量和估计，错误低估将丧失抢救时机。突发的大量阴道出血易得到重视和早期诊断，而缓慢、持续的少量出血和血肿易被忽视。对严重的 PPH 患者，应尽早启动快速反应团队，进行早期及快速液体复苏，并且观察是否止血成功，有无再次出血风险，可以利用产科预警系统、生命体征和辅助检查评判复苏是否成功，以减少严重出血导致的失血性休克的发生，并且做好复苏后的限制性液体复苏，降低由液体补充过多导致的肺水肿、心力衰竭等并发症的发生。

（二）急救

根据出血量启动产后出血救治的救治流程，预警期、处理期和危重期，分别启动一级、二级和三级急救处理。临床根据出血原因及病情危重程度进行呼救，团队协作，在治疗病因的同时，积极进行抗休克治疗，快速复苏和合理成分输血，纠正酸中毒，保障重要脏器的功能，预防感染，预防 DIC 的发生，避免严重并发症的发生。

（陈嘉欣、刘冰）

第四节　胎盘早剥的早期识别与急救护理

一、典型案例

患者，女，31 岁，因"发现血压升高 2 年余，停经 25^{+5} 周，加重 7 天"入院，凌晨 4：10 诉腹痛及伴有血性分泌物 5 mL，血压 197/121 mmHg，心率 95 次/min，血氧饱和度 99%，呼吸 20 次/min，阴查：宫口未开。予以 B 超检查，胎心 121~137 次/min，未见胎盘剥离。4：30—6：00，患者反复诉腹痛，程度逐渐加重，可扪及不规则宫缩。6：30，诉宫缩再次增强，间隔 5~6 min，持续 20 s，伴阴道血性分泌物，阴查：宫口未开。多普勒检查未闻及胎心，立即行产科 B 超，见胎心搏动 70~80 次/min，体温 36.5 ℃，意识清楚，呼吸 20 次/min，血压 126/89 mmHg，心率 68 次/min。

思考：患者可能发生了什么？应该如何紧急处理？

二、疾病简介

胎盘早剥是妊娠晚期的危急重症，起病急，进展快，与母婴的生命安全密切相关，应早识别早救治。胎盘早剥是指妊娠 20 周后或分娩期，正常位置的胎盘在胎儿娩出前，部分或者全部从子宫壁处剥离。胎盘早剥最典型的临床表现为阴道出血、腹痛、胎儿窘迫，在国内发生率为 0.46%～2.10%，属于妊娠晚期严重的并发症，起病急，发展快，若不及时诊断与抢救，胎儿宫内死亡率明显升高，围产儿死亡率为 11.9%。因此，临床上须及早识别胎盘早剥，采取预见性抢救措施，降低并发症发生率和胎儿、孕产妇死亡率。

胎盘早剥的分级具体如下：

①0 级：分娩后回顾性产后诊断。

②Ⅰ级：外出血，子宫软，无胎儿窘迫。

③Ⅱ级：胎儿窘迫或胎死宫内。

④Ⅲ级：产妇出现休克症状，伴或不伴弥散性血管内凝血。

三、疾病的高危因素

（1）一般因素：年龄>35 岁（尤其是年龄在 40 岁以上）、多产/有胎盘早剥史、吸烟、吸毒、宫内感染、辅助生殖技术、BMI 指数异常。

（2）血管病变：妊娠期高血压疾病。

（3）宫腔内压力骤变：未足月胎膜早破、羊水过多者发生胎膜早破、产前治疗技术（如羊水减量时速度过快或减液量过多）、双胎第一胎娩出过快或第一胎娩出后未及时在产妇腹部放置沙袋者。

（4）机械性因素：腹部外伤或创伤（车祸或摔倒）、宫腔操作如羊膜囊穿刺术、脐带过短。

（5）基础疾病：狼疮肾炎、某些代谢性疾病（如亚临床甲状腺功能减退）等、糖尿病、存在血栓形成倾向、先露异常、胎儿生长受限。

本病例中患者患有妊娠期高血压疾病、BMI 指数为 28.89、胎儿生长受限，反复腹痛伴阴道出血，血压骤减，胎心减慢，有胎盘早剥的典型症状、体征。

四、如何早期识别

胎盘早剥的早期识别流程图见图 3-4-1。

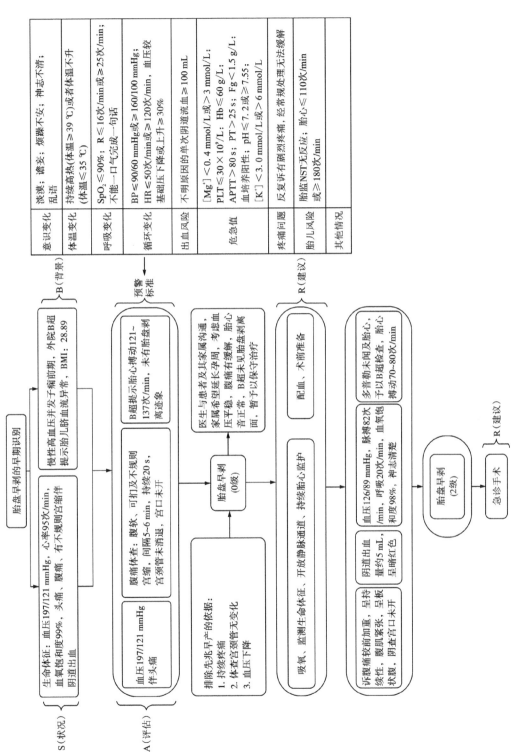

图3-4-1　胎盘早剥的早期识别流程图

本案例是一个典型的妊娠期高血压疾病引起的胎盘早剥案例。了解患者既往病史背景，初步评估腹痛及阴道出血情况，监测血压、脉搏和呼吸等生命体征，观察胎心率变化趋势，早期发现胎盘早剥问题，为临床处理提供证据。本案例在4：10时医生已判定为胎盘早剥，与患者及其家属沟通，家属希望延长孕周，考虑患者生命体征平稳，腹痛缓解，胎心音正常，予保守治疗、密切观察，如有变化立即手术。6：00未闻及胎心音，B超提示70~80次/min，行紧急剖宫产术，术中娩出一男活婴，术中出血300 mL，胎盘后可见100 g凝血块，胎盘2/3剥离，新生儿Apgar评分为3分-5分-8分，转新生儿科进一步治疗。

五、识别后如何急救护理

识别后启动快速反应团队的急救护理见表3-4-1。

表3-4-1　启动快速反应团队的急救处理（胎盘早剥）

判断	判断血压、腹痛情况达到启动标准
呼救	立即呼救，启动快速反应团队
A：airway 通道管理	取左侧卧位，迅速建立2~3条静脉通道，选择18号留置针，做好配血、输血及用药准备
B：breathing 呼吸道管理	开放气道，保持呼吸道通畅，吸氧
C：circulation 循环系统管理	密切监测生命体征、尿量及凝血功能相关指标变化 考虑患者有高血压，容量管理须注意输液速度与总量，避免心肺功能异常
D：delivery 适时终止妊娠	注意胎心、宫底、腹痛及阴道流血情况。加强胎儿超声及胎心监护，并做好术前准备，随时终止妊娠
E：evaluate 救治效果评价	对急救处理进行综合、动态评价，根据患者生命体征及检验指标、胎儿监护情况等，实施进一步救治

团队施救分工及站位图见图3-4-2。

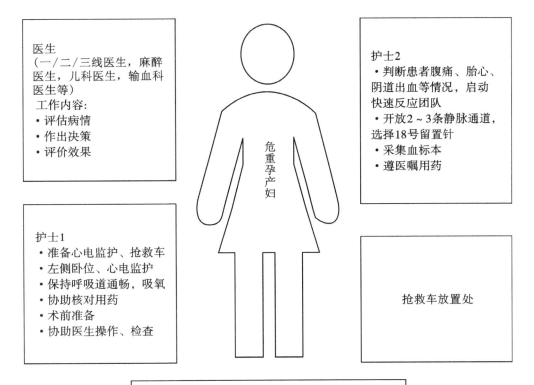

图 3-4-2　团队施救分工及站位图

注：医生的站位根据患者病情变化及各种救治措施进行动态调整。

六、识别与急救要点总结

（一）识别

胎盘早剥起病急、发展快，如不及时处理可危及母婴生命。对于有外伤史、妊娠期高血压、宫缩过强、阴道大量出血、有胎盘血肿等高危因素的急腹症患者，结合患者生命体征变化及症状和体征，充分评估患者的腹痛情况、胎儿监护情况，做到及早识别胎盘早剥的发生，早期干预。

（二）急救

胎盘早剥重在早期识别，根据病情轻重决定是否终止妊娠。对重型胎盘早剥患者须及时终止妊娠并积极纠正休克和 DIC，减少并发症。建立静脉通道，积极容量复苏及输注血制品，做好病情观察，并做好剖宫产术前准备。

（许丹华、贺诗怡）

第五节　盆腔血肿与肠梗阻的早期识别与急救护理

一、典型案例

患者，女，33 岁，因"停经 29+6 周，自觉胎动减少 9+天，胎监异常 1 天，颈部疼痛伴头痛一天"入院，测血压 176/97 mmHg，尿蛋白弱阳性，24 h 尿蛋白总量为 1.071 g，产科 B 超提示宫内妊娠，单活胎，胎儿生长受限，脐动脉舒张期血流消失。考虑子痫前期收入院。入院后予硝苯地平、拉贝洛尔口服，硫酸镁静脉滴注治疗。完善检查，在腰硬联合麻醉下行子宫下段剖宫产术。术后第一天体温 38 ℃，血压 143/95 mmHg，心率 90 次/min，B 超发现左下肢静脉血栓，依诺肝素 0.6 mL 皮下注射（每 12 h 一次），患者无自主排气，腹部较胀，肠鸣音弱，予开塞露塞肛后排少许大便，肛门排气。术后第二天体温 37.5 ℃，心率 96 次/min，血压波动在 137/98 mmHg，腹胀明显，予理疗电刺激治疗，开塞露塞肛，肛门排气。下午仍诉腹胀，叩诊呈鼓音，肠鸣音弱，予理疗、甘油灌肠，排大量大便，腹胀缓解，腹围 84 cm。术后第三天体温波动于 36.8~37.8 ℃，心率波动为（78~106）次/min，血压波动为（98~162）/（52~93）mmHg，诉双侧腹股沟疼痛，查体腹部稍胀，按压下腹部疼痛明显，脸色苍白，疼痛评分 4 分。行腹部 X 线片检查，结果示结肠梗阻，予以甘油灌肠，有排气，解水样便，腹胀无缓解。下腹痛明显，被动体位，有压痛反跳痛，叩诊呈鼓音，肠鸣音不清，腹围 85 cm，予以胃肠减压。腹部仍然胀痛明显，全腹压痛明显，疼痛评分 6 分。

思考：患者可能发生了什么？应该如何紧急处理？

二、疾病简介

盆腔血肿是指盆腔内积血形成血肿,术后血肿的主要原因为术中子宫切口创面撕裂引起继发性渗血。剖宫产术后盆腔血肿并不多见,发生率约为0.33%。有研究显示,剖宫产术后非计划再次手术的主要原因包括腹壁血肿(27.3%)。因重度子痫前期致血管出现急性粥样变,血管壁全层纤维蛋白样坏死,毛细血管易破裂出血;子痫前期常并发血小板减少、凝血功能降低等,使患者剖宫产术后并发腹壁血肿发生率升高。腹壁血肿诊治延误可导致严重的并发症,甚至危及患者生命,不但影响患者术后恢复,而且给患者带来痛苦和经济负担,因此术后早期识别血肿的发生,尽早处理,是预防严重并发症的关键。

三、疾病的高危因素

(1)疾病因素:妊娠期高血压、肝内胆汁淤积症、急性脂肪肝、血小板减少、低蛋白血症、中央型前置胎盘、胎盘植入、贫血、营养不良。

(2)机械因素:呕吐、咳嗽、术后宫底按压不当、宫腔压力过高。

(3)其他因素:手术操作不当、感染、抗凝药物使用不当。

本案例中患者为重度子痫前期,剖宫产术后发生左下肢静脉血栓,使用依诺肝素皮下注射,因腹胀、肠梗阻,使用开塞露塞肛、甘油灌肠,致使排便次数增加,有导致血肿的高危因素。

四、如何早期识别

盆腔血肿的早期识别流程图见图3-5-1。

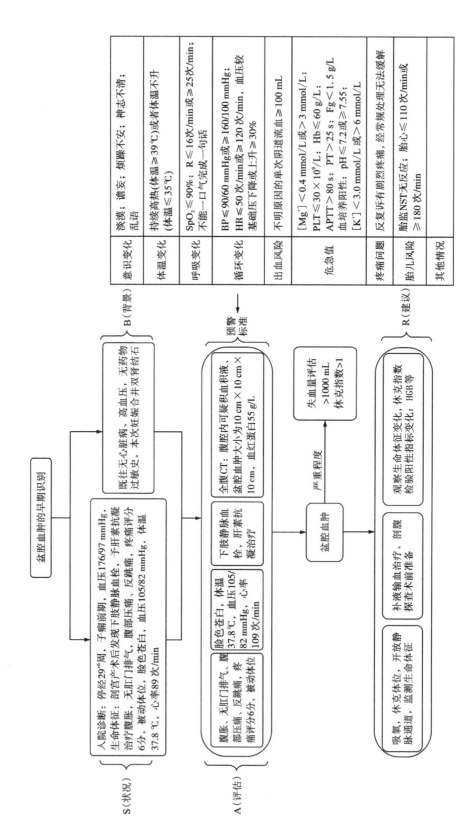

图3-5-1 盆腔血肿的早期识别流程图

本案例是一个重度子痫前期剖宫产术后肠梗阻并发盆腔血肿的复杂案例，充分了解患者既往病史，评估腹胀、肠鸣音、肛门排气情况，动态评估腹痛部位、疼痛程度，监测体温、血压、脉搏和呼吸、腹围等情况，注意血红蛋白、凝血功能等检验指标变化，及时行腹部 X 线片和腹部 B 超检查，为临床处理提供证据。本案例中患者在术后第三天行肠梗阻常规处理后症状无明显改善。患者面色苍白，腹痛加剧，行全腹 CT 平扫+增强：考虑盆腔血肿，急查血常规和血红蛋白 55 g/L，予以持续心电监护和吸氧，输红细胞 1.5 U，急送介入室行腹主动脉造影、肠系膜上动脉、双侧髂内动脉、子宫动脉造影+靶动脉栓塞术。术中发现右侧子宫动脉下行支分支活动性出血，左侧子宫动脉下行支分支可疑活动性出血的 X 线征，继续输红细胞 4.5 U，严密监测生命体征变化，介入术后第二天患者贫血貌，面色、眼睑苍白，复查血色素仍呈进行性下降，血红蛋白 54 g/L，B 超提示腹腔包块较前增大。立即将患者送手术室在插管麻醉下行腹壁血肿清除术+腹部伤口清创缝合术。见盆腔淡黄色积液，量约 200 mL，清除血肿积血约 1100 mL，输红细胞 6.5 U、血浆 400 mL、纤维蛋白原 2 g，术后患者恢复良好出院。

五、识别后如何急救护理

识别后启动快速反应团队的急救护理见表 3-5-1。

表 3-5-1　启动快速反应团队的急救护理（盆腔血肿与肠梗阻）

判断	判断血压、腹痛情况达到启动标准
呼救	立即呼救，启动快速反应团队
A：airway 通道管理	协助取休克卧位，迅速建立 2~3 条静脉通道，选择大号（至少 18 号）的留置针，做好配血、输血及用药准备
B：breathing 呼吸道管理	开放气道，保持呼吸道通畅，予鼻导管吸氧
C：circulation 循环系统管理	密切监测生命体征变化，及时积极进行容量复苏，早期积极进行成分输血，可输注红细胞、新鲜冰冻血浆、血小板、冷沉淀等，预防 DIC 的发生。考虑患者有高血压，容量管理须注意输液速度与总量，避免心肺功能异常

续表3-5-1

D：delivery 适时终止妊娠	积极查找出血原因进行止血治疗，注意腹围、腹痛及阴道流血情况。做好术前准备
E：evaluate 救治效果评价	对急救处理进行综合、动态评价，根据患者生命体征及检验指标等，实施进一步救治

团队施救分工及站位图见图3-5-2。

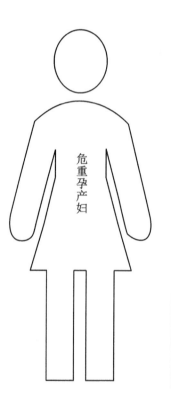

医生
（一/二/三线医生，麻醉医生，儿科医生，输血科医生等）
工作内容：
• 评估病情
• 作出决策
• 评价效果

护士2
• 判断患者生命体征、腹痛情况，启动快速反应团队
• 开放2~3条静脉通道，选择18号留置针
• 采集血标本
• 遵医嘱用药

护士1
• 准备心电监护、抢救车
• 休克体位、心电监护
• 保持呼吸道通畅，吸氧
• 协助核对用药
• 术前准备、留置尿管，准确记录出入量
• 协助医生操作、检查

危重孕产妇

抢救车放置处

护理组长：呼叫团队、汇报、沟通、记录等

图3-5-2 团队施救分工及站位图

注：医生的站位根据患者病情变化及各种救治措施进行动态调整。

六、识别与急救要点总结

(一)识别

妊娠合并症患者剖宫产术后易发生盆腔血肿,其诊断并不困难,主要通过患者生命体征变化及症状、体征、辅助检查的结果,手术方式及术中情况、鉴别腹痛的原因等进行动态评估,以早期识别血肿的发生,避免延误处理。

(二)急救

一旦发现盆腔血肿,立即进行相应的对症处理,积极寻找病因,进行抗休克、输血、输液等治疗,必要时行再次腹腔探查术,血肿小且无活动性出血可严密观察保守治疗。因治疗方式目前尚无统一标准,选择合适的治疗方式与患者预后息息相关。有效预防子痫前期患者剖宫产术后发生盆腔血肿是重要措施,可以减少严重并发症的发生。

(杨长春)

第六节　急性心力衰竭的早期识别与急救护理

一、典型案例

患者,女,33岁,因"活动后气促2年,停经28周,加重1周"由外院车床转入。既往有甲状腺功能亢进病史,2年前无明显诱因出现活动后气促,自诉常速行走无明显不适,快走、行梯时出现气促,最多可连续走3层楼梯。一周前受凉后出现发热,体温40 ℃,血压148/96 mmHg,心率103次/min,伴畏寒、头痛、咽痛、乏力、肌肉酸痛，有咳嗽咳痰，不能平卧，无恶心、呕吐，无腹痛腹胀，无阴道流血、流液，就诊于外院，入院予完善相关检查、治疗后效果不佳，遂转入我院。入院后当晚出现呼吸急促、端坐卧位、剧烈咳嗽，血压 152/94 mmHg，心率 118 次/min，呼吸 30 次/min。

思考：患者可能发生了什么？应该如何紧急处理？

二、疾病简介

心力衰竭是妊娠合并心脏病常见的严重并发症，也是妊娠合并心脏病孕产妇死亡的主要原因。由于妊娠期及分娩期血流动力学的变化，心力衰竭最容易发生在妊娠 32~34 周、分娩期及分娩后 3 天。早期心力衰竭的临床表现有：轻微活动后即出现胸闷、心悸；休息时心率每分钟超过 110 次，呼吸每分钟超过 20 次；夜间常因胸闷而端坐呼吸，或到窗口呼吸新鲜空气；肺底部出现少量持续性湿啰音，咳嗽后不消失。

以急性肺水肿为主要表现的急性左心力衰竭多见，常为突然发病。病情加重时可出现血压下降、脉搏细弱，神志模糊，甚至昏迷、休克、窒息而死亡。因此，应重视心力衰竭的早期识别，减少母婴不良结局的发生。

三、疾病的高危因素

（1）感染：如呼吸道感染、泌尿系感染。

（2）心肌缺血：如急性冠状动脉综合征。

（3）心律失常：如心房颤动、室性心动过速等快速性心律失常和严重的缓慢性心律失常。

（4）容量负荷过重，如摄入过多液体或钠盐，静脉输液过多过快等。

（5）过度的体力活动或情绪激动、应激等。

（6）血压显著升高。

（7）严重贫血。

（8）甲状腺功能异常，如甲状腺功能亢进或减退。

（9）妊娠。

四、如何早期识别

心力衰竭的早期识别流程图见图3-6-1。

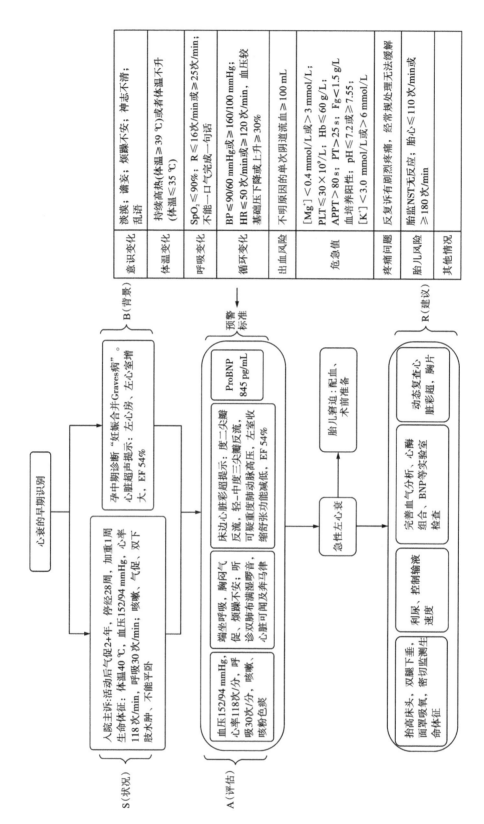

图3-6-1 心力衰竭的早期识别流程图

本病例中患者存在上呼吸道感染、高血压、既往甲状腺功能亢进病史以及处于妊娠状态等多个发生心力衰竭的高危因素。

五、识别后如何急救护理

　　识别后启动快速反应团队的急救护理见表3-6-1。

表 3-6-1　启动快速反应团队的急救护理 (急性心力衰竭)

判断	判断生命体征达到启动标准
呼救	立即呼救,启动快速反应团队
A:airway 通道管理	协助取半坐卧位,迅速建立 2~3 条静脉通道,选择 18 号的留置针,做好配血、输血及用药准备
B:breathing 呼吸道管理	开放气道,保持呼吸道通畅,予以鼻导管吸氧
C:circulation 循环系统管理	密切监测生命体征、出入量变化。控制输液速度与量
D:delivery 适时终止妊娠	注意胎心、宫底、腹痛及阴道流血情况。加强胎儿超声及胎心监护,并做好术前准备,随时终止妊娠
E:evaluate 救治效果评价	对急救处理进行综合、动态评价,根据患者生命体征及检验指标等,实施进一步救治

　　团队施救分工及站位图见图3-6-2。

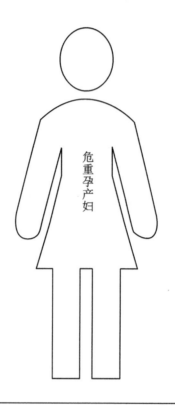

图 3-6-2　团队施救分工及站位图

注：医生的站位根据患者病情变化及各种救治措施进行动态调整。

六、识别与急救要点总结

(一)识别

急性左心衰的临床表现以急性肺水肿多见，患者常为突发性呼吸困难，端坐呼吸，伴有窒息感，烦躁不安，大汗淋漓，面色青灰、口唇紫绀，呼吸频率可达 30～50 次/min，咳粉红色泡沫痰。警惕易发生心力衰竭的三个时期：妊娠 32～34 周、分娩期、产后 3 天。评估患者的病史、临床症状、体征、辅助检查、出入量等，尽早识别心力衰竭的发生，早处理，减少母婴不良结局的发生。

(二)急救

妊娠合并心脏病是导致孕产妇死亡的重要原因之一。一旦患者发生心力衰竭，应给予吸氧、扩血管、利尿、强心、镇静、减少回心血量等处理。妊娠晚期发生心力衰竭，应待心力衰竭控制后再行产科处理，适时终止妊娠。若严重心力衰竭经内科处理无效，可积极控制心力衰竭，同时行紧急剖宫产术终止妊娠，减少患者心脏负荷，挽救母婴生命。

(杨淳、杨帅)

第七节　子痫的早期识别与急救护理

一、典型案例

患者，女，32 岁，因"停经 31^{+6} 周，发现血压升高 21 天，加重 1 天"由外院转入。当日在外院曾有一过性视物模糊、恶心、呕吐伴头痛 4 天，入院时血压 177/118 mmHg，呼吸 20 次/min，心率 92 次/min，有头疼，无头晕、视物模糊不适。患者过床后，突发抽搐，四肢强直，牙关紧闭，持续 1 min。

思考：患者可能发生了什么？应该如何紧急处理？

二、疾病简介

妊娠期高血压疾病是妊娠与血压升高并存的一组疾病，发生率为 5% ~ 12%。该组疾病包括妊娠期高血压、子痫前期、子痫、慢性高血压并发子痫前期和妊娠合并慢性高血压，严重影响母婴健康，是孕产妇和围产儿病死率升高的主要原因。

子痫前期：妊娠 20 周后出现收缩压 ≥ 140 mmHg 和（或）舒张压 ≥ 90 mmHg，伴有蛋白尿≥0.3 g/24 h，或随机尿蛋白（＋）；或虽无蛋白尿，但合并下列任何一项者：血小板减少（血小板<100×10⁹/L），肝功能损害（血清转氨酶水平为正常值 2 倍以上），肾功能损害（肌酐水平大于 1.1 mg/dL 或为正常值 2 倍以上），肺水肿，新发生的中枢神经系统异常或视觉障碍。

子痫：子痫前期基础上发生不能用其他原因解释的抽搐，是子痫前期–子痫最严重的阶段，发作前可有不断加重的严重表现，也可发生于无血压升高或升高不显著、尿蛋白阴性的病例。通常产前子痫较多，产后 48 h 约占 25%。子痫抽搐进展迅速，是造成母儿死亡的最主要原因，应积极处理。

三、疾病的高危因素

妊娠期高血压疾病的危险因素具体如下：

（1）年龄≥40 岁。

（2）肥胖：孕前体重指数≥35 kg/m²。

（3）遗传：有妊娠期高血压疾病的家族史（尤其是母亲及姐妹）。

（4）既往妊娠期高血压疾病病史：既往有子痫前期、HELLP 综合征。

（5）既往妊娠期糖尿病。

（6）孕前合并疾病：抗磷脂综合征、系统性红斑狼疮、肾脏疾病、慢性高血压、易栓症、妊娠前糖尿病、睡眠呼吸暂停低通气综合征等。

（7）子宫张力过高：羊水过多、双胎、多胎或巨大儿及葡萄胎等。

（8）情绪因素：孕期精神紧张、负面情绪。

（9）初次妊娠：子痫前期更容易发生于无其他明显危险因素的健康初次妊娠者。

四、如何早期识别

子痫的早期识别流程图见图 3-7-1。

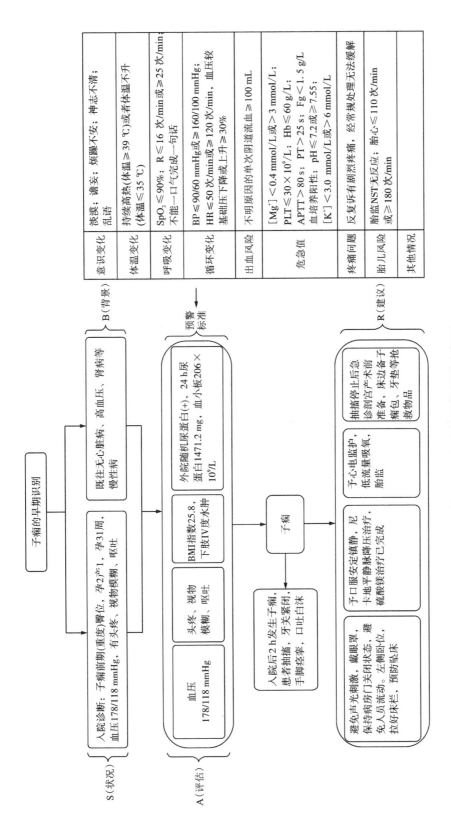

图3-7-1 子痫的早期识别流程图

本案例是一个典型的子痫抽搐案例，患者血压为 160/110 mmHg，出现头晕、头疼、视物模糊，水肿Ⅳ度，辅助检查尿蛋白(+)，24 小时尿蛋白 1471.2 mg。入院时须立即识别患者发生子痫的风险，进行预警处理，做好急救准备，预防患者严重并发症的发生，保障母儿安全。

五、识别后如何急救护理

识别后启动快速反应团队的急救护理见表 3-7-1.

表 3-7-1　启动快速反应团队的急救护理(子痫)

判断	判断意识、抽搐情况、血压达到启动标准
呼救	立即呼救，启动快速反应团队，上床栏避免患者跌倒、坠床
A：airway 通道管理	迅速建立 2~3 条静脉通道，选择合适的留置针，减少疼痛对患者的刺激
B：breathing 呼吸道管理	开放气道，保持呼吸道通畅及吸氧，必要时给予面罩吸氧，配合医生气管插管等
C：circulation 循环系统管理	降压：使用注射泵静脉泵入降压药物；镇静：冬眠二号(哌替啶 100 mg+异丙嗪 50 mg+生理盐水 100 mL 静脉滴注) 静脉降压药：硝酸甘油/硝普钠/尼卡地平 静脉泵入，药物调节 1 次/10~15 min 控制至理想血压 预防抽搐：硫酸镁静脉推注冲击量+维持量持续静脉滴注
D：delivery 适时终止妊娠	加强胎儿监护，必要时遵医嘱持续胎心监护，并做好随时终止妊娠的准备
E：evaluate 救治效果评价	对急救处理进行综合、动态评价，抽搐停止后终止妊娠

团队施救分工及站位图见图 3-7-2。

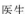

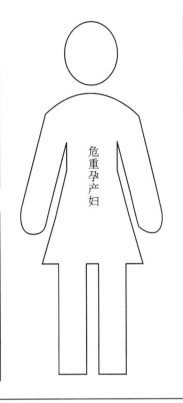

医生
（一/二/三线医生，麻醉
医生，儿科医生，输血科
医生等）
工作内容：
· 评估病情
· 作出决策
· 评价效果

护士2
· 判断患者发生抽搐，启
动快速反应团队
· 开放2～3条静脉通道，
选择18号留置针
· 采集血标本
· 遵医嘱用药：降压、镇
静、解痉

危重孕产妇

护士1
· 准备心电监护、抢救车
· 心电监护
· 保持呼吸道通畅，面罩吸
氧、头偏向一侧
· 上床栏，防坠床、戴眼罩
· 协助核对用药
· 母婴监护，术前准备
· 协助医生操作、检查

抢救车放置处

护理组长：呼叫团队、沟通、汇报、记录等

图 3-7-2　团队施救分工及站位图

注：医生的站位根据患者病情变化及各种救治措施进行动态调整。

六、识别与急救要点总结

(一) 识别

子痫是子痫前期基础上发生不能用其他原因解释的抽搐，是子痫前期-子痫最严重的阶段，发作前可有不断加重的严重表现，也可发生于无血压升高或升高不显著的病例。产前子痫较多。子痫前期主要特点：表现复杂，首发症状变化多端，不断发展，病情进展迅速，结果难料，严重并发症发生率高。因此应重视患者主诉，早期识别，尽早处理。

(二)急救

子痫发作时须保持呼吸道通畅,维持呼吸、循环功能稳定,密切观察患者生命体征,留置尿管监测出入量,避免声光刺激,预防患者坠地外伤、唇舌咬伤。按照医嘱予以降压、解痉、镇静等治疗,一旦抽搐控制后即可考虑终止妊娠,做好术前准备。

(李萃、宋萌萌)

第八节　过敏性休克的早期识别与急救护理

一、典型案例

患者,女,41 岁,因"停经 38^{+6} 周,入院待产"入院,因"胎膜早破"于 19∶35 予头孢呋辛静滴,19∶38 患者诉面部有灼热感,面部皮肤红肿,不伴皮肤瘙痒,伴腹部持续性胀痛,主诉胸闷、呼吸困难、大汗,烦躁不安,体温 37 ℃,血压 91/50 mmHg,呼吸 22 次/min,心率 129 次/min,血氧饱和度 98%,腹部、大腿、会阴部皮肤黏膜逐渐出现暗红色团块样皮疹,腹壁扪及强直性宫缩。阴查:宫颈居中,宫颈质软,宫颈管消失 90%,宫口未开。胎心率 64 次/min。复测血压 89/45 mmHg,呼吸 22 次/min,心率 131 次/min,血氧饱和度 98%。

思考:患者可能发生了什么? 应该如何紧急处理?

二、疾病简介

过敏性休克(aergic shock)是过敏原对过敏体质者产生特异性的速发型全身

性变态反应，全身细小血管扩张，通透性增加，血浆外渗致有效血容量不足所致。过敏性休克累及全身多个系统，及时评估至关重要。最常见的临床表现为血压急剧下降，患者出现意识障碍如昏迷等，或在休克之前或同时伴有过敏相关的症状体征。

过敏性休克分类(按照发生机制)如下：

(1)Ⅰ型过敏反应，由 IgE 介导的速发型过敏反应，主要引起过敏性休克、荨麻疹、喉头水肿和支气管哮喘等。

(2)Ⅱ型过敏反应，细胞毒作用，主要引起溶血性贫血、粒细胞缺乏、血小板减少等。

(3)Ⅲ型过敏反应，抗原抗体复合物反应，主要导致血清病、药物热。

(4)Ⅳ型过敏反应，迟发或细胞介导的过敏反应，主要引起接触性皮炎、大疱表皮剥脱松解症和间质性肾炎等。

三、疾病的高危因素

(1)遗传因素：过敏体质、家族史(家族中有过敏性休克病史)、基因突变等。

(2)环境因素：花粉、尘螨、宠物皮屑、霉菌、空气污染、气候变化。

(3)药物因素：药物过敏(如抗生素、麻醉药、血清制品)、药物剂量过大或过小、多种药物相互作用。

(4)其他因素：饮食(食用海鲜、牛奶、鸡蛋等高蛋白食物等)、心理紧张、焦虑情绪、病毒感染、过度劳累引起免疫力低下。

四、如何早期识别

过敏性休克的早期识别流程图见图3-8-1。

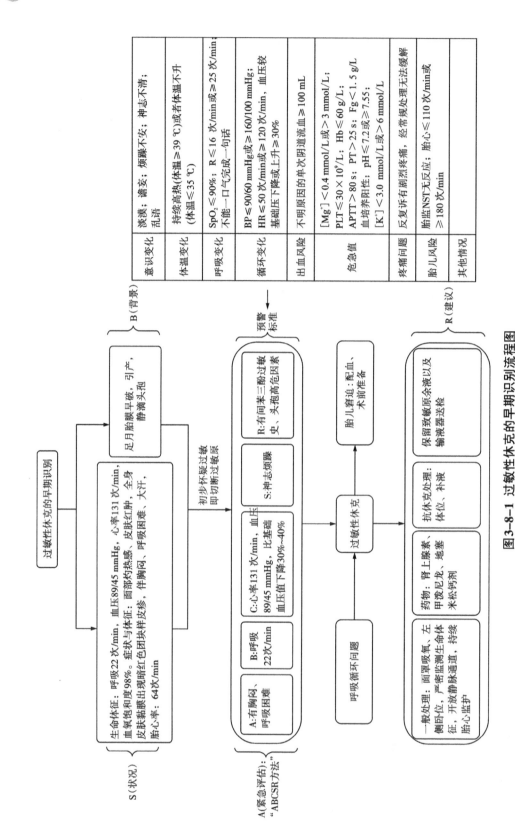

图3-8-1 过敏性休克的早期识别流程图

本案例是一个典型的头孢呋辛致敏原引起的过敏性休克案例。用药前要详细询问患者的用药史、过敏史和家族过敏史，避免使用疑似过敏药物，药物须现配现用。该孕妇发病迅速，护士根据患者过敏休克反应时伴有的相关症状和生命体征迅速识别。在抢救过程中，快速反应团队密切配合、有效协作，为患者的成功抢救提供重要保障。

五、识别后如何急救护理

识别后启动快速反应团队的急救护理见表 3-8-1。

表 3-8-1　启动快速反应团队的急救护理（过敏性休克）

判断	判断意识、体温、呼吸、血压达到启动标准
呼救	立即呼救，启动快速反应团队
D：drug 药物使用	立即切断过敏原，更换输液管路，遵医嘱使用肾上腺素，一般患者肾上腺素单次推荐剂量均为 0.01 mg/kg（最大剂量 0.5 mg），注射部位选择大腿前外侧，5~15 min 后若效果不理想可重复给药，也可缓慢静脉推注
B：breathing 呼吸道管理	开放气道，保持呼吸道通畅及吸氧，给予高流量面罩吸氧，必要时吸痰，出现喉头水肿时配合医生气管切开等
A：airway 通道管理	协助取休克体位，迅速建立 2~3 条静脉通道，选择大号（16 号）的留置针。做好配血、术前准备
C：circulation 循环系统管理	围术期过敏性休克遵循"尽快尽早"的治疗原则，采取稳定呼吸和循环系统的治疗措施，及时建立静脉通道维持血压，留置尿管，准确记录出入量
D：delivery 适时终止妊娠	加强胎儿超声及胎心监护，尽快做好术前准备
E：evaluate 救治效果评价	对急救处理进行综合、动态评价，实施进一步救治

团队施救分工及站位图见图 3-8-2。

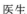

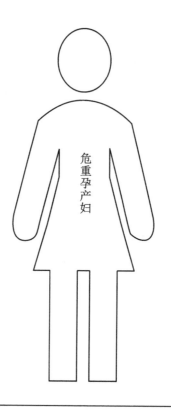

图 3-8-2　团队施救分工及站位图

注：医生的站位根据患者病情变化及各种救治措施进行动态调整。

六、识别与急救要点总结

(一)识别

过敏性休克的早期识别可以利用早期预警标准来实现，当患者发生疑似过敏性休克的症状和体征时，需要迅速判断，尽早处理，立即评估气道、呼吸、循环、功能障碍等，尽快启动快速反应团队及时救治。采用"ABCSR（A：airway，气道、通道；B：breathing，呼吸；C：circulation，循环；S：sense，神志；R：risk，高危因素)方法"快速评估患者生命体征,同时评估患者是否存在高危因素,快速判断患者有无危及生命的最紧急情况。

(二)急救

过敏性休克的抢救需要团队的合作。识别后尽早去除过敏原,立即更换输液器并建立 2~3 条有效的静脉通道,积极补液,纠正休克,保护患者各个重要脏器,密切观察患者的各项生命体征,进行严密母胎监护,配合医生的各种抢救工作,同时做好紧急剖宫产的准备。

(伍学娟)

第九节　感染性休克早期识别与急救护理

一、典型案例

患者,女,28 岁,因"停经 29^{+1} 周,发热伴腰痛尿少两天"入院,发热、寒战,体温 40.4 ℃,意识烦躁,呼吸 24 次/min,血压 77/33 mmHg,心率 111 次/min,复测 82/40 mmHg,心率 110 次/min。

患者可能发生了什么?应该如何紧急处理?

二、疾病简介

感染性休克是指严重感染导致的低血压持续存在,经充分的液体复苏难以纠正的急性循环衰竭,可迅速导致严重组织器官功能损伤。感染性休克的主要死亡原因为多器官功能损伤,病死率高。感染性休克的病死率平均高达42.9%,早期识别并启动治疗可降低严重感染和感染性休克的病死率。脓毒性休克与过去的感染性休克的概念等同。

脓毒症是感染引起的宿主反应引起失调，导致危及生命的器官功能损害的综合征，是一个高病死率的临床综合征。脓毒症是感染引起死亡的主要原因。经世界卫生组织统计，每 10 万院内脓毒症患者中约有 189 例发生死亡。

脓毒性休克是脓毒症的一种形式，其明显的循环和细胞代谢异常显著增加病死率。脓毒性休克指脓毒症患者经过充分的液体复苏仍存在持续的低血压，需要用升压药维持平均动脉压在 65 mmHg 以上，血乳酸在 2 mmol/L 以上，符合这一标准的临床病死率超过 40%。

三、疾病的高危因素

（1）一般因素：年龄>65 岁、营养不良、体温过低或>38.2 ℃、住院时间长、长期卧床、心率>120 次/min 等。

（2）解剖结构异常或介入治疗：中心静脉导管、近期侵入性手术、血液透析、胆道系统异常、气管内插管或机械通气。

（3）药物因素：长期使用抗生素，近期使用类固醇激素、化疗药物、非甾体类抗炎药。

（4）基础疾病：免疫功能缺陷（如 AIDS、酗酒）、恶性肿瘤或白血病、急性胰腺炎、肠道系统疾病、糖尿病、肾功能衰竭、肝功能衰竭、存在易出血的感染灶、病毒感染。

本病例中患者为双胎妊娠，消瘦，BMI 指数 17.8（营养不良），输尿管结石伴梗阻，肾积水，急性肾盂肾炎，疼痛伴发热，体温 40.4 ℃（体温>38.2 ℃），血压 77/33 mmHg，具有脓毒性休克的典型症状。

四、如何早期识别

感染性休克的早期识别流程图见图 3-9-1。

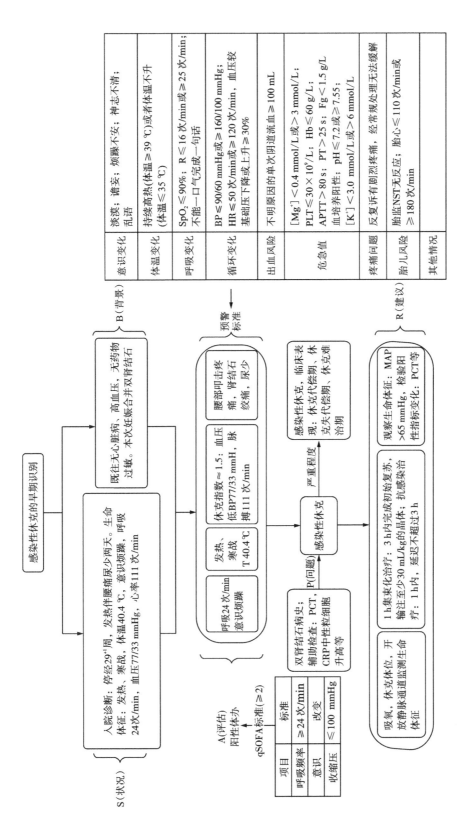

图3-9-1　感染性休克的早期识别流程图

注：床旁快速SOFA：（quick SOFA，qSOFA）。脓毒症相关序贯器官衰竭：
[sequential（sepsis-related）organ failure assessment，SOFA]。MAP：平均动脉压=舒张压+1/3脉压差。

本案例是一个典型的泌尿系结石引起的感染性休克案例。了解患者既往病史背景，初步评估感染源病灶，监测体温、血压、脉搏和呼吸等生命体征，观察变化趋势，早期发现感染性休克表现，为临床处理提供早期识别证据。

五、识别后如何急救护理

识别后启动快速反应团队的急救护理见表3-9-1。

表3-9-1　启动快速反应团队的急救护理(感染性休克)

判断	判断意识、体温、呼吸、血压达到启动标准
呼救	立即呼救，启动快速反应团队
A：airway 通道管理	协助取休克体位，迅速建立2~3条静脉通道，选择大号(16号)的留置针
B：breathing 呼吸道管理	开放气道，保持呼吸道通畅及吸氧，必要时给予面罩吸氧，配合医生气管插管等
C：circulation 循环系统管理	1 h集束化治疗，3 h内完成输注30 mL/kg的晶体，尽早开始抗感染治疗(1 h内，延迟不超过3 h)，留置尿管，准确记录出入量
D：delivery 适时终止妊娠	加强胎儿监护，调整多普勒听胎心的频次，必要时遵医嘱持续胎心监护，并做好随时终止妊娠的准备(术前备皮等)
E：evaluate 救治效果评价	对急救处理进行综合、动态评价，根据患者MAP、休克指数和检验指标等，实施进一步救治

团队施救分工及站位图见图3-9-2。

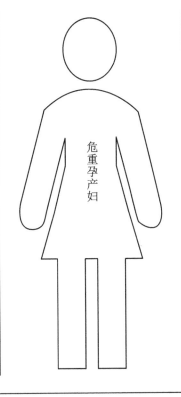

医生
（一/二/三线医生，麻醉医生，儿科医生，输血科医生等）
工作内容：
· 评估病情
· 作出决策
· 评价效果

护士2
· 根据患者生命体征等情况，怀疑休克，启动快速反应团队
· 开放2～3条静脉通道，选择16号留置针
· 采集血标本
· 遵医嘱用药，容量复苏

护士1
· 准备心电监护、抢救车
· 休克体位、心电监护
· 保持呼吸道通畅，吸氧
· 协助核对用药
· 术前准备
· 协助医生操作、检查

危重孕产妇

抢救车放置处

护理组长：呼叫团队、沟通、汇报、记录等

图 3-9-2　团队施救分工及站位图

注：医生的站位根据患者病情变化及各种救治措施进行动态调整。

六、识别与急救要点总结

（一）识别

感染性休克的早期识别可以利用早期预警标准和床边 qSOFA 评分来实现，识别后尽早启动快速反应团队。

（二）急救

一旦识别感染性休克或疑似感染性休克，应进行早期液体复苏，1 h 集束化治疗和抗感染治疗等，迅速建立静脉通道，监测母婴情况，做好术前准备，适时终止妊娠，降低严重感染和感染性休克的病死率。

（李晓林）

第十节　糖尿病酮症酸中毒的早期识别与急救护理

一、典型案例

患者，女，28岁，糖尿病病史，3天前出现咳嗽、咳痰，咽痛，无发热、流涕等不适，查随机血糖 18.6 mmol/L。尿常规：尿酮体3+，产科血酮体3.1 mmol/L。血气分析：酸碱度7.223↓，乳酸2.1 mmol/L↑，二氧化碳分压28.1 mmHg↓，血清碳酸氢根16 mmol/L↓，体温36.5 ℃，血压118/76 mmHg，心率124次/min。孕前体重60 kg，现体重60 kg，身高150 cm，BMI 26.67 kg/m^2，孕期体重增长0 kg，转入我院治疗。

思考：患者可能发生了什么？应该如何紧急处理？

二、疾病简介

糖尿病酮症酸中毒(diabetic ketoacidosis，DKA)：是由胰岛素不足和升糖激素不适当升高引起的糖、脂肪和蛋白质代谢严重紊乱综合征，临床以高血糖、高血酮和代谢性酸中毒为主要特征。妊娠期糖尿病(gestational diabetes mellitus，GDM)是妊娠期间常见的并发症之一，孕期血糖控制不佳，孕期体重不增长可能会导致糖尿病酮症，严重者可致糖尿病酮症酸中毒。妊娠合并糖尿病酮症酸中毒是产科严重并发症之一，导致母体代谢紊乱，危及母儿安全，引起胎儿窘迫、胎死宫内等。

糖尿病酮症酸中毒可分为以下 3 个阶段：①酮血症、尿酮症；②失代偿性酮症酸中毒；③DKA 昏迷。

在妊娠合并酮症酸中毒的患者中，护理与医疗团队的密切配合非常重要。监测要及时到位，及时向医疗团队反馈血糖波动情况，调整胰岛素方案。降糖的治疗，使用静脉胰岛素泵调整胰岛素方案，建立两条静脉通道，双管双通路，便于调节胰岛素方案。另外保证能量的摄入，预防再次出现饥饿性酮症，并发DKA。进行母胎监护，避免出现胎儿窘迫，及时处理，降低母胎不良结局。DKA 对母儿危害大，早期识别酮症酸中毒，尽快干预，可降低母婴不良结局的发生。

三、疾病的高危因素

（1）一般因素：胰岛素分泌不足、妊娠、分娩。

（2）诱发因素：感染（上呼吸道感染、肺部感染、急性胰腺炎等）；各种应激状态（手术、外伤、灼伤、麻醉、脑血管意外等）；摄入量过多或者过少；精神状态（精神持续高度紧张）。

（3）药物因素：治疗过程中胰岛素用量不足、升糖激素使用不恰当。

（4）基础疾病：糖尿病病史、糖尿病家族史。

本病例中患者为妊娠状态，有糖尿病病史，3 天前出现上呼吸道感染的诱发因素，另外孕期体重不增长，摄入量过少，胰岛素分泌不足，导致 DKA，血糖 18.6 mmol/L，尿酮体 3+，血酮体 3.1 mmol/L，血气分析：酸碱度 7.223↓，乳酸 2.11 mmol/L↑，二氧化碳分压 28.1 mmHg↓，血清碳酸氢根 16 mmol/L↓。

四、如何早期识别

糖尿病酮症酸中毒的早期识别流程图见图 3-10-1。

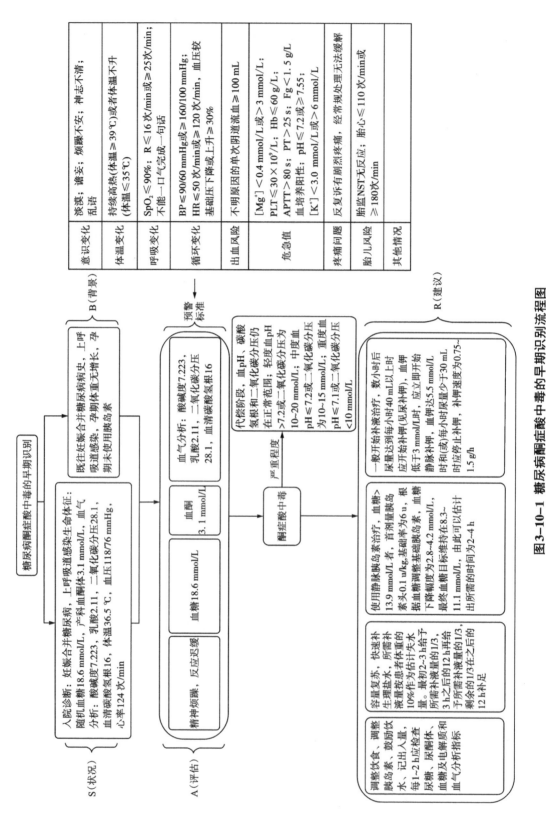

图3-10-1 糖尿病酮症酸中毒的早期识别流程图

本案例是一个典型的妊娠合并 DKA 案例。评估患者既往病史背景,初步评估 DKA 的诱因,监测血糖、血酮体、生命体征、胎儿情况、血气分析等变化趋势,早期发现 DKA 及并发症,为临床处理提供早期识别证据。

五、识别后如何急救护理

识别后启动快速反应团队的急救护理见表 3-10-1。

表 3-10-1　启动快速反应团队的急救护理(糖尿病酮症酸中毒)

判断	判断意识、血糖、血酮体、呼吸达到启动标准
呼救	立即呼救,启动快速反应团队
A:airway 通道管理	协助取侧卧体位,迅速建立 2~3 条静脉通道,选择大号(18 号)的留置针
B:breathing 呼吸道管理	开放气道,保持呼吸道通畅及吸氧
C:circulation 循环系统管理	容量复苏,第一小时补液速度 15~20 mL/(kg·h)(1.0~1.5 L/24 h),首选生理盐水/平衡液。遵医嘱使用静脉胰岛素治疗,血糖下降幅度为 2.8~4.2 mmol/L,血糖目标维持在 8.3~11.1 mmol/L。根据血气和离子结果,纠正电解质和酸中毒。准确记录出入量
D:delivery 适时终止妊娠	加强胎儿监护,必要时使用持续胎心监测,并做好随时终止妊娠的准备
E:evaluate 救治效果评价	对急救处理进行综合、动态评价,根据患者血糖、血酮体、血气、离子结果等,实施进一步救治

团队施救分工及站位图见图 3-10-2。

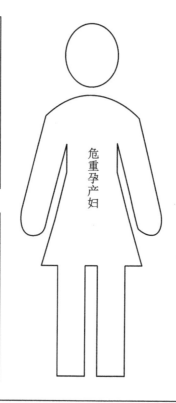

图 3-10-2　团队施救分工及站位图

注：医生的站位根据患者病情变化及各种救治措施进行动态调整。

六、识别与急救要点总结

（一）识别

糖尿病酮症酸中毒的早期识别可根据患者的临床、体征、辅助检查，如微量血糖及微量血酮体、呼吸气味、基础疾病史及诱因及血气分析结果，快速识别 DKA 的发生。

（二）急救

一旦发生 DKA，应进行早期容量复苏，使用静脉胰岛素治疗，进行能量管理，逐步降低血糖及血酮体，结合血气分析结果判断 DKA 的阶段，纠正电解质及酸中毒。抢救期间进行胎心监护及生命体征监测，积极做好术前准备，可降低胎死宫内及 DKA 患者的死亡率。

（黄芳英）

第十一节　重症肝炎的早期识别与急救护理

一、典型案例

患者，女，37 岁，因"停经 32^{+6} 周，尿色黄 12 天，皮肤黄染 3 天"入院，患者神志清醒，发热伴乏力 6 天。入院查：丙氨酸氨基转移酶 872.0 U/L，乳酸脱氢酶 576.5 U/L，总胆红素 186.50 μmol/L，直接胆红素 164.29 μmol/L，尿胆红素 2+，凝血酶原时间 23.2 s，凝血酶原活度（PTA）34%、部分凝血活酶时间 31.8 s，纤维蛋白原 1.81 g/L，凝血酶时间 18.9 s。

思考：患者可能发生了什么？应该如何紧急处理？

二、疾病简介

重症肝炎是主要由病毒性肝炎等导致的短期内大量肝细胞坏死或严重变性的急性肝功能衰竭（acute hepatitis failure），占肝炎发病率的 0.2%~0.4%，平均病死率在 60% 以上；妊娠合并重症肝炎发生率为非妊娠期肝炎的 66 倍，其孕产妇死亡率高达 80%，严重危害孕妇和胎儿的生命安全，是我国孕产妇死亡的主要原因之一。重症肝炎消化道症状明显，表现为顽固性恶心、呕吐、腹胀，早期出现腹水，呈进行性加重，体检可发现肝脏相对、绝对浊音界迅速缩小，严重出血倾向，甚至发生弥散性血管内凝血。实验室检查表现为 PTA<40% 和血清总

胆红素>171 μmol/L。

三、疾病的高危因素

重症肝炎的病因复杂，包括病毒性肝炎、急性脂肪肝、药物性肝损伤等。在我国，导致重症肝炎的原因仍以病毒性肝炎为主，我国是病毒性肝炎的高发区，尤其以乙型病毒性肝炎最为常见，而戊型肝炎与叠加性肝炎所致重症肝炎症状最严重。

四、如何早期识别

重症肝炎的早期识别流程图见图3-11-1。

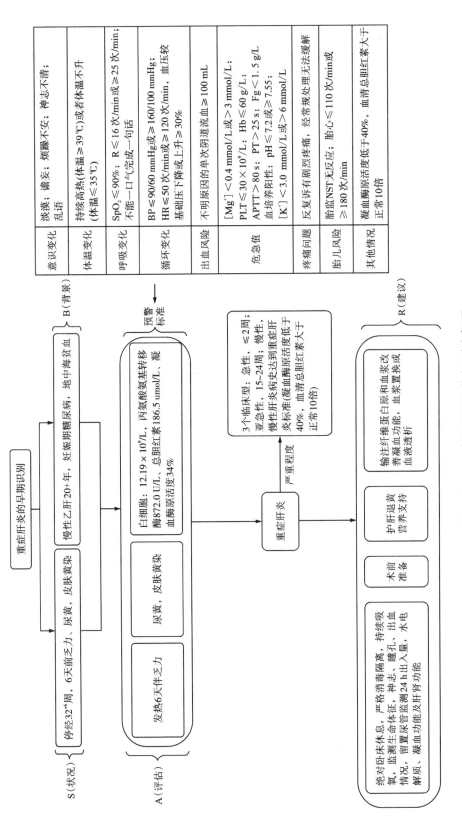

图3-11-1 重症肝炎的早期识别流程图

本案例是一个病毒性肝炎导致重症肝炎的案例。一旦考虑妊娠合并重症肝炎，应立即启动快速反应团队，多学科合作，这样才能更好地改善母婴结局。妊娠合并重症肝炎患者病情严重，且进展迅速，因此需要专业的团队高速运转与标准化培训，为孕产妇提供及时合理的救治。

五、识别后如何早期护理

识别后启动快速反应团队的急救护理见表 3-11-1。

表 3-2-1　启动快速反应团队的急救护理（重症肝炎）

判断	判断检验检查指标、疾病诊断等达到启动标准
呼救	立即呼救，启动快速反应团队
A：airway 通道管理	取左侧卧位，迅速建立 2~3 条静脉通道，选择大号（至少 16 号）的留置针，做好配血、输血及用药准备
B：breathing 呼吸道管理	开放气道，保持呼吸道通畅，予以鼻导管吸氧
C：circulation 循环系统管理	密切监测生命体征、尿量及肝功能指标、凝血功能相关指标变化
D：delivery 适时终止妊娠	注意胎心、宫底、腹痛及阴道流血情况。胎心监护，并做好术前准备，适时终止妊娠
E：evaluate 救治效果评价	对急救处理进行综合、动态评价，根据患者生命体征及检验指标等，实施进一步救治

团队抢救分工站位图见图 3-11-2。

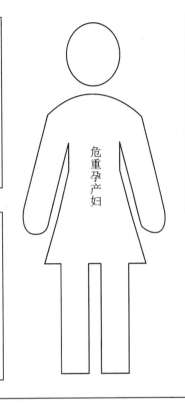

医生
（一/二/三线医生，麻醉医生，儿科医生，输血科医生等）
工作内容：
• 评估病情
• 作出决策
• 评价效果

护士2
• 判断检验指标、疾病诊断，启动快速反应团队
• 开放2～3条静脉通道，选择16号留置针
• 采集血标本
• 遵医嘱用药，输注血制品

危重孕产妇

护士1
• 准备心电监护、抢救车
• 心电监护、母胎监护
• 保持呼吸道通畅，吸氧
• 协助核对用药
• 术前准备
• 协助医生操作、检查

抢救车放置处

护理组长：呼叫团队、汇报、沟通、记录等

图 3-11-2 团队抢救分工站位图

注：医生的站位根据患者病情变化及各种救治措施进行动态调整。

六、识别与急救要点

（一）识别

妊娠合并重症肝炎是产科重症合并症，一旦发生，进展迅速，容易合并多器官衰竭，危及母婴生命。根据患者的病史、症状、体征、辅助检查等，尽早识别、合理产科处理是救治成功的关键。

（二）急救

重症肝炎的处理，应在评估母婴情况后，进行保肝治疗，防治肝性脑病、凝血功能障碍、肾衰竭、感染等。经积极控制，待病情稳定，24 h 后尽快终止妊娠，分娩方式以剖宫产为宜。若需紧急剖宫产，护士应该在迅速做好输注血制品、用药的情况下做好紧急剖宫产的准备，保障母婴安全。

（李雨芳）

第十二节　脑出血的早期识别与急救护理

一、典型案例

患者，女，19 岁，因"发现血小板减少 6 天，死胎排胎后 5 天"由外院转入。入院时神志清醒，全身皮肤黄染及散在性出血点，双上肢及双侧臀部有大片瘀斑，口腔有溃疡，有咳嗽、咳白色泡沫痰；心率 114 次/min，血压 97/56 mmHg，血红蛋白 75 g/L，血小板 $32×10^9$/L（外院最低 $14×10^9$/L）；入院后夜间排黑色稀便 2 次。第二天早上，患者精神疲倦，表情淡漠，懒语乏力，双侧瞳孔等大等圆、对光反应灵敏，心率 98 次/min，血压 106/77 mmHg。中午 12：17 报危急值钾离子 2.63 mmol/L，呼吸减缓，心率 105 次/min。13：00 血压 86/54 mmHg，心率 114 次/min。

思考：患者可能发生了什么？应该如何紧急处理？

二、疾病简介

自发性脑出血（intracerebral hemorrhage）指非创伤性脑内血管破裂，导致血液在脑实质内聚集，其在脑卒中各亚型中的发病率仅次于缺血性脑卒中，位居第二。脑出血的发病率为(12~15)/10(万人·年)，在西方国家中，脑出血约占所有脑卒中的15%，占所有住院卒中患者的10%~30%。我国脑出血的比例更高，占脑卒中的18.8%~47.6%。脑出血发病凶险，发病30天的病死率高达35%~52%，仅有约20%的患者在6个月后能够恢复生活自理能力，给社会和家庭都带来了沉重的负担。脑出血症状突发，多在活动中起病，常表现为头痛、恶心、呕吐、不同程度的意识障碍及肢体瘫痪等。诊断标准：①急性起病；②局灶神经功能缺损症状(少数为全面神经功能缺损)，常伴有头痛、呕吐、血压升高及不同程度的意识障碍；③头颅CT或MRI显示出血灶；④排除非血管性脑部病因。

三、疾病的高危因素

脑出血的主要因素有外伤史、高血压病史、卒中病史、糖尿病史、冠心病史及吸烟饮酒史、用药史(是否服用阿司匹林、氯吡格雷、华法林等抗栓药)、有无药物滥用(如可卡因等)、是否存在凝血功能障碍或其他诱发出血的内科疾病(如肝病等)。

本病例中患者存在凝血功能障碍(血小板：$32×10^9$/L，排黑色稀便2次)，且出现意识障碍(精神疲倦，表情淡漠，懒语乏力)的症状，需要警惕脑血管疾病的发生。

四、如何早期识别

脑出血的早期识别流程图见图3-12-1。

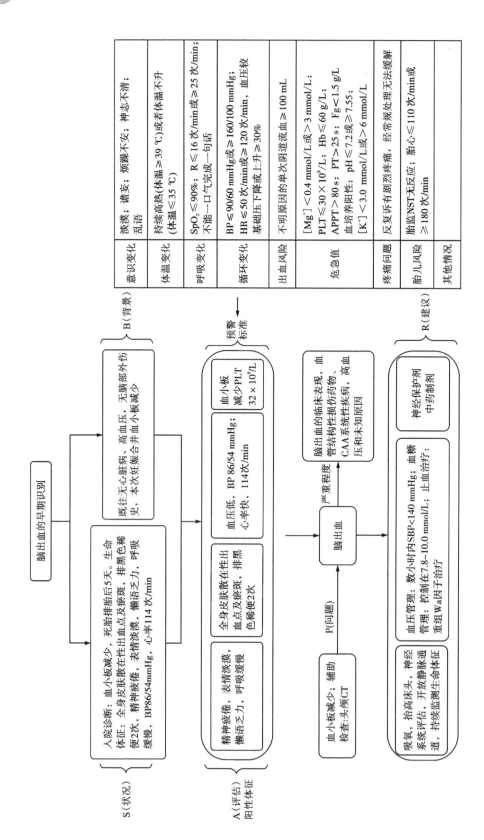

图3-12-1 脑出血的早期识别流程图

五、识别后如何急救护理

识别后启动快速反应团队的急救护理见表 3-12-1。

表 3-12-1　启动快速反应团队的急救护理(脑出血)

判断	判断意识、体温、呼吸、血压达到启动标准
呼救	立即呼救,启动快速反应团队
A:airway 通道管理	协助取抬高头位,迅速建立 2~3 条静脉通道,选择合适的留置针
B:breathing 呼吸道管理	开放气道,保持呼吸道通畅及吸氧,必要时给予面罩吸氧,配合医生气管插管等
C:circulation 循环系统管理	收缩压 150~220 mmHg 的患者,在没有急性降压禁忌证的情况下,数小时内降压至 130~140 mmHg;对于收缩压>220 mmHg 的脑出血患者,在密切监测血压的情况下,收缩压目标值为 160 mmHg。降压期间严密观察血压变化,避免血压波动,每隔 5~15 min 进行 1 次血压监测。血糖控制在 7.8~10.0 mmol/L
D:delivery 适时终止妊娠	注意胎心监护,并做好术前准备,适时终止妊娠
E:evaluate 救治效果评价	对急救处理进行综合、动态评价,根据患者神经系统评估和意识情况等,实施进一步救治

团队施救分工及站位图见图 3-12-2。

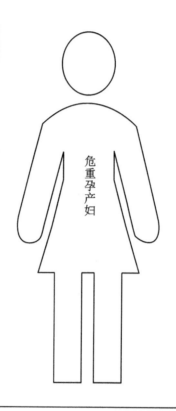

医生
（一/二/三线医生，麻醉医生，儿科医生，输血科医生等）
工作内容：
· 评估病情
· 作出决策
· 评价效果

护士2
· 判断患者意识、生命体征、神经功能等情况，启动快速反应团队
· 开放2~3条静脉通道，选择18号留置针
· 采集血标本
· 遵医嘱用药

危重孕产妇

护士1
· 准备心电监护、除颤仪、抢救车
· 抬高床头、心电监护
· 保持呼吸道通畅，吸氧
· 协助核对用药
· 术前准备
· 协助医生操作、检查

抢救车放置处

护理组长：呼叫团队、汇报、沟通、记录等

图 3-12-2　团队施救分工及站位图

注：医生的站位根据患者病情变化及各种救治措施进行动态调整。

六、识别与急救要点总结

（一）识别

　　脑出血的早期识别应根据患者的病史与体征、影像学检查、实验室检查等进行。重点询问患者或目击者脑卒中发生的时间、症状，当时患者的活动情况，年龄及是否有外伤史、高血压病史、卒中病史、糖尿病史、冠心病史及吸烟饮酒史、用药史（是否服用阿司匹林、氯吡格雷、华法林等抗血栓药），是否存在凝血功能障碍或其他诱发出血的内科疾病。对患者的生命体征进行评估，对气道、呼吸和循环功能的评估及神经系统体检等可以迅速识别病情变化,尽早启动快速反应团队。

(二)急救

脑出血发病后的最初数天病情往往不稳定,应常规予以持续生命体征监测、神经系统评估、持续心肺监护,包括体温、血压、心电图、氧饱和度监测。进行呼吸监测,必要时吸氧。维持血氧饱和度>94%。对急性意识障碍、呼吸功能衰竭的患者,应行气管插管,必要时辅助机械通气。密切监测患者血糖水平,控制目标为7.8~10.0 mmol/L。建立2~3条静脉通道,遵医嘱使用药物,避免血压波动较大,严密观察血肿增大的症状。

(陈冬梅)

第四章

产科常见危急值与观察要点

产科常见危急值与观察和治疗要点详见表4-1-1。

表4-1-1　产科常见危急值与观察和治疗要点

项目	危急值	观察和治疗要点
血红蛋白	≤50 g/L	监测生命体征,查病因和输血
白细胞	≤1.0×10⁹/L 或>30×10⁹/L	监测生命体征,病原学检查和抗病原微生物治疗
血糖	低血糖: 空腹≤3.3 mmol/L,餐后≤4.4 mmol/L	严密观察患者血糖变化(指导患者定时进食,必要时补液补糖)
	高血糖:空腹≥6.1 mmol/L 随机血糖≥11.1 mmol/L	严密观察患者血糖变化,降糖、容量管理
Na⁺	≤120 mmol/L 或≥160 mmol/L	观察消化系统反应及神经肌肉情况,按医嘱补钠或促钠排出
K⁺	≤2.8 mmol/L 或≥6.2 mmol/L	观察患者有无疲劳、心悸、神经肌肉情况,补钾或促钾排出,记录尿量
Ca²⁺	≤1.50 mmol/L 或≥3.5 mmol/L	观察神经肌肉系统、心血管系统变化,骨骼及皮肤软组织反应,治疗并预防低血钙抽搐及危象

续表4-1-1

项目	危急值	观察和治疗要点
Mg^{2+}	≤0.80 mmol/L 或≥4.0 mmol/L	观察患者呼吸、尿量、膝反射，高镁与钙剂拮抗
动脉血 pH	≤7.20 或≥7.55	查原因，会诊和治疗
动脉血氧分压	≤5.33 kPa	观察患者呼吸变化、黏膜颜色及周围组织缺氧情况，氧疗
APTT(部分凝血活酶时间)	≥80 s	监测出血情况，输成分血和止血对症治疗，指导患者穿刺部位要延长按压的时间
PT(凝血酶原时间)	≥35 s	监测出血情况，输成分血和止血对症治疗，指导患者穿刺部位要延长按压的时间
PLT(血小板)	≤20×10⁹/L	指导患者防碰撞，监测皮肤黏膜、牙龈等出血情况，重视主诉(头晕、头疼)，观察神志、瞳孔改变，及时发现颅内出血倾向，查因并输注血小板
FBg(纤维蛋白原)	≤1.0 g/L	监测出血情况，输成分血和止血对症治疗，指导患者穿刺部位要延长按压的时间
HIV、梅毒、抗HAV-IgM	阳性	床边隔离，指导个人生活防护，传染病及时上报，治疗
BNP(心力衰竭定量标志物)	≥500 pg/mL	观察患者的心脏功能状态，预防心力衰竭
血液、阴液、尿液等培养	有菌生长	监测体温，及时更换药敏抗生素
产科B超检查	脐血流：UA(S/D>3.0)，舒张期血流频谱消失或返流 羊水：AFI≤80，AFI≤50(严重) 大脑中动脉：MCA≤3.0，S/D≤3.0 胎儿生物物理≤8分	评估胎儿宫内情况，适时终止妊娠

续表4-1-1

项目	危急值	观察和治疗要点
产科胎心监测	胎心监护未达Ⅰ级和Ⅲ级标准，为Ⅱ级胎监 基线：胎心过缓但不伴变异缺失 胎心过速 基线变异：微小变异 变异缺失不伴反复出现的晚期减速 显著变异 加速：刺激胎儿后仍缺失 周期性减速：反复出现的变异减速伴微小变异或中度变异 延长减速(>2分但<10分) 反复出现的晚期减速伴基线中度变异 非特异性的变异减速 Ⅲ级胎监标准满足以下条件之一： 胎心基线变异缺失伴下列情况之一： 反复出现的晚期减速 反复出现的变异减速 胎心过缓 正弦曲线	须进行评估，吸氧，持续监护和再评估，必要时行其他辅助检查以确定胎儿情况及实施宫内复苏立即评估，迅速采取措施如吸氧、侧卧、停止刺激、处理孕妇低血压以及宫缩过频引起的胎心率改变；如上述措施均无效，应立即终止妊娠

（陈冬梅）

第五章

危重孕产妇院际安全转运

第一节　危重孕产妇院际转运概述

WHO危重孕产妇诊断标准详见表5-1-1。危重孕产妇院际转运为医疗单位根据患者病情需要、患者及(或)其家属意愿、医疗资源的可及性,将本单位诊疗的患者转到另一医疗单位进行诊疗或处理的过程。

表5-1-1　WHO危重孕产妇诊断标准

临床指征	实验室指征	治疗措施
急性发绀	动脉血氧饱和度<90%的持续时间>60 min	持续使用血管活性药物
喘息		感染或者产科出血导致的子宫切除
呼吸频率>40 次/min 或<6 次/min	动脉血氧分压与吸入氧气分数的比值<26.7 kPa(200 mmHg)	静脉输注红细胞≥5U
休克	血清肌酐浓度 ≥ 300 μmol/L (3.5 mg/dL)	与麻醉无关的气管插管及通气时间≥60 min

续表

临床指征	实验室指征	治疗措施
采取补液措施或使用利尿药无效的少尿	血清胆红素浓度>10.0 μmol/L（6.0 mg/dL）	因急性肾功能衰竭采取血液透析治疗
凝血功能障碍	全血液 pH 值<7.1	采取心肺复苏治疗
意识丧失持续时间≥12 h	全血液乳酸浓度>5.0 mmol/L	
意识丧失伴脉搏或（和）心跳停止	急性血小板计数降低<50×10⁹/L	
脑卒中	意识丧失伴尿糖或者尿酮体呈阳性	
无法控制的痉挛或全身瘫痪		
子痫前期伴黄疸症状		

转运的基本要求应以最大程度挽救患者生命为出发点，以患者接受更好的治疗、促进医疗资源有效利用为目的。转运前应做好知情同意，明确已由转出单位、转运单位、接收单位（简称三方单位）与患者及其家属共同作出转运决策。

第二节　危重孕产妇院际转运评估

一、危重孕产妇的病情评估

危重孕产妇病情评估详见表5-2-1。

表 5-2-1　危重孕产妇病情评估

危重孕产妇病情等级分类	
C 级：存在以下两项以上者	
意识状态	格拉斯哥评分>13 分；（神志清，查体合作，对答逻辑性好）
专科情况	已经终止妊娠、没有内外等专科情况或已经明确诊断，专科问题已经解决者
评分细则存在一项以上	
B 级：存在以下两项以上者	
意识状态	格拉斯哥评分<12 分；烦躁或冷漠，查体不合作、不能完整地讲完一句话
专科情况	没有终止妊娠、有内外等专科情况或没有明确诊断，专科问题尚未解决者
评分细则存在两项以上	
A 级：存在以下两项以上者	
意识状态	格拉斯哥评分<8 分；患者呼之不应
专科情况	没有终止妊娠、有内外等专科情况或没有明确诊断，专科问题尚未解决者
评分细则存在三项以上	
危重孕产妇评分细则	

1	血压	收缩压<90 mmHg 或平均血压<70 mmHg
2	心率	心率>150 次/min 或心率<50 次/min
3	呼吸	呼吸频率>30 次/min 或呼吸频率<8 次/min
4	尿量	<0.5 mL/(kg·h)
5	血清钠	<120 mmol/L 或>150 mmol/L
6	血清钾	<2.5 mmol/L 或>6 mmol/L
7	血气分析 pH	<7.2
8	碳酸氢盐	<18 mmol/L
9	诉说	患者或至亲经常麻烦护士（诉说病情、请求帮助等）

二、危重症患者院际转运评估、病情评估、院际转运风险等级

危重症患者院际转运评估、病情评估、院际转运风险评估详见表 5-2-2，表 5-2-3，表 5-2-4。

表 5-2-2　危重症患者院际转运评估

项目	转运评估		
	A 级	B 级	C 级
转运方式[a]	航空转运 海上转运	铁路转运	救护车转运
转运患者类型[b]	紧急危重症型	急危重症型	危重症型
转运距离/千米	>400	200~400	<200
转运时间/h	>5	2~5	<2

注：依据 4 项中的最高级别进行分级；适用范围为国内危重征者的院际转运。

a：航空转运适用于陆路难以到达长途转运等情况；海上转运适用于沿海城市的患者转运；铁路转运主要适用于批量患者转运；航空转运、海上转运、铁路转运等转运方式应结合相应的院际转运标准；本共识内容以救护车转运方式为主体。

b：紧急危重症型指需呼吸机辅助通气，体外生命支持技术［如体外膜氧合（ECMO），主动脉内球囊反搏（IABP）等］维持机体功能的患者；急危重症型指需呼吸机辅助通气维持机体氧供的患者；危重症型指不需呼吸机辅助通气维持机体氧供的患者。

表 5-2-3　危重症患者院际转运病情评估

项目	病情评估		
	I 级	II 级	III 级
生命体征	生命支持[a] 条件下，生命体征不平稳	生命支持条件下，生命体征相对稳定	无须生命支持条件下，生命体征尚平稳
意识状态	昏迷，GCS 评分<9 分	轻度昏迷，GCS 评分 9~12 分	GCS 评分>12 分
呼吸支持	人工气道， 呼吸支持条件： PEEP≥8 cmH_2O， FiO_2≥60%	人工气道， 呼吸支持条件： PEEP<8 cmH_2O， FiO_2<60%	无人工气道 可自主咳痰 循环支持
循环支持	泵入两种及以上血管活性药物	泵入 1 种血管活性药物	无须血管活性药物

续表5-2-3

项　目	病情评估		
	Ⅰ级	Ⅱ级	Ⅲ级
临床问题	急性心肌梗死、严重心律失常、严重呼吸困难、反复抽搐、致命创伤、夹层、主动脉瘤等 Ⅲ类胎心监护 宫口开大>6 cm 3 h 内出血量超过总容量的50%， 阴道流血150 mL/min	ECG 怀疑心肌梗死、非 COPD 患者 $SaO_2<$90%、外科急腹症、剧烈头痛、严重骨折、持续高热等 Ⅱ类胎心监护 宫口开大<6 cm 阴道流血少	慢性疾病

注：依据5项中的最高级别进行分级，$1 \text{ cmH}_2\text{O}=0.098 \text{ kPa}$。

a：生命支持指为维持器官功能或治疗疾病而应用的医学治疗；PEEP 为呼吸末正压，FiO_2 为吸入氧气分数，ECG 为心电图，COPD 为慢性阻塞性肺疾病，SaO_2 为血氧饱和度。

表5-2-4　危重症患者院际转运风险评估

转运评估	病情评估		
	Ⅰ级	Ⅱ级	Ⅲ级
A 级	极高风险[a]	高风险[b]	中风险[c]
B 级	极高风险	中风险	低风险[d]
C 级	高风险	中风险	低风险

注：a：极高风险，指患者在院际转运过程中具有正在或即将发生危及生命的临床问题的风险。

b：高风险，指患者在院际转运过程中具有若不即刻治疗则发生危及生命的临床问题的风险。

c：中风险，指患者在院际转运过程中具有潜在发生危及生命的临床问题的风险。

d：低风险，指患者在院际转运过程中发生危及生命的临床问题的风险较小。

三、院际转运人员配备标准

院际转运各风险等级人员配备情况详见表5-2-5。

表 5-2-5   院际转运各风险等级人员配备情况

风险等级	转运人员配备标准	
	医生	护士
极高风险	1名,从事急救工作时间≥5年,具备危重症治疗经验,掌握气道管理和高级生命支持技能	至少1名,从事急救工作时间≥5年,具备危重症护理工作经验,熟练使用各种抢救仪器
高风险	1名,从事急救工作时间≥4年,具备危重症治疗经验,掌握气道管理和高级生命支持技能	1名,从事急救工作时间≥4年,具备危重症护理工作经验,熟练使用各种抢救仪器
中风险	1名,从事急救工作时间≥3年,掌握气道管理、基本急救和生命支持技能	1名,从事急救工作时间≥3年,熟练使用各种抢救仪器
低风险	1名,从事急救工作时间≥3年,掌握基本急救技能	1名,从事急救工作时间≥3年,注册护士

四、抢救设备仪器及抢救药物

抢救设备仪器及抢救药物情况详见表 5-2-6。

表 5-2-6   抢救设备仪器及抢救药物情况

抢救设备仪器	便携式监护仪
	便携式呼吸机
	输液泵和微量注射泵
	心电图机
	除颤仪
	呼吸球囊和吸痰装置(可备有喉镜、气管导管、各种管道接头、急救药品以及其他抢救用具等)
	输液加温/降温设备、电子升温/降温设备、床旁血气分析仪
	多普勒胎音仪
	接产包、缝合包、封脐夹
	喉镜等新生儿抢救相关设备

续表5-2-6

抢救药物	宫缩剂：缩宫素
	心血管系统药物：去甲肾上腺素、肾上腺素、去乙酰毛花苷、盐酸利多卡因、胺碘酮、米力农、阿托品
	解痉降压药：硫酸镁、拉贝洛尔、硝苯地平、酚妥拉明、硝普钠、硝酸甘油
	升压药：多巴胺、多巴酚丁胺
	利尿药：呋塞米
	镇痛镇静药：地西泮、异丙嗪
	止血剂：酚磺乙胺、氨甲环酸、维生素 K_1
	其他药物：氨茶碱、纳洛酮、地塞米松、甘露醇、10%葡萄糖酸钙、5%NaCO$_2$注射液、50%葡萄糖注射液

护理人员应每班检测设备性能及参数，保持救护车物品处于良好的备用状态，确保标识清晰、数量准确和放置位置固定。

第三节　危重孕产妇院际转运护理及应急管理

一、危重孕产妇院际转运核查单

危重孕产妇院际转运过程中，应使用危重孕产妇院际转运核查单来确认患者气道安全、血流动力学稳定、静脉通路通畅、所有管道均通畅并妥善固定、所有设备报警器均已打开等。

危重孕产妇院际转运核查单见表5-3-1。

表 5-3-1　危重孕产妇院际转运核查单

患者姓名：　　　ID 号/住院号：　　　年龄：　　岁　性别：　　诊断：

转运前核查	病情评估	□意识□生命体征□呼吸支持情况□循环支持情况□临床主要问题□其他
	专科评估	□宫缩 □宫底高度 □胎心率 □胎动 □胎方位 □宫口扩张 □破膜情况 □阴道流血 □胎儿下降 □其他
	转运评估	□转运方式□患者类型□转运距离□转运时间□其他
	血管通路	□静脉留置针□PICC □CVC□血滤管 □其他
	管道维护	□气管插管□胃管□尿管□宫腔球囊引流管□腹腔引流管□其他
	搬运方式	□指导协助下挪动 □需要 2 人或 2 人以上搬动 □需要 3 人或 3 人以上平行同轴搬动
	安全防护	□护栏 □约束带 □头颈部固定 □肢体保护 □其他
	隔离措施	□空气□飞沫□接触□其他 □不需要
	急救物品与药品	□氧瓶 □转运呼吸机 □呼吸球囊（配面罩） □转运监护仪 □微量泵□除颤仪□转运药箱 □气管插管用具（含成人和新生儿） □吸痰机□保暖用物 □多普勒胎音仪 □产科物品（接产包、缝合包、封脐夹等） □其他
		□接受机械通气的患者在转运前试连接转运呼吸机并观察 5 min□其他
		□所有设备处于满电备用状态 □氧气储备充足，附加至少 30 min 的氧气储备量
	医疗文件	□ 病历□病例相关资料□X 片□B 超□CT □MR □转运记录单□其他
	转运风险告知	□已告知 □ 已签字
	出发前 10 分钟再次联系拟转院科室	□相关辅助检查科室 □相关收治病房 □ICU □手术室
	人员准备	□医生 □护士 □司机 □后勤运输人员 □人员资质符合 □人员资质不符合

96

续表 5-3-1

转运途中核查	病情观察	□意识 □生命体征 □呼吸支持情况 □循环支持情况 □胎心率 □宫缩 □其他
	血管通路	□通畅 □堵塞 □脱落 □渗漏,需重新穿刺 □固定妥当 □需重新固定
	仪器设备	□运转正常 □故障停用 □电源充足 □电源不足 □其他
	呼吸道管理	□气管插管位置正确 □气管插管位置移动 □气道通畅 □需要吸痰 □无人工气道,能自行咳痰 □其他
	氧气供应	□正常 □不足 □其他
	安全防护	□护栏 □约束带 □头颈部固定 □肢体保护 □其他
	到达前10分钟通知拟转院科室	□已告知 □已汇报患者途中病情
	途中意外	□无 □有:□跌倒/坠床 □管道脱落 □其他
转运到达后核查	生命体征	□已测量 □未测量 □其他
	病情交接	□孕产妇 □胎儿 □其他
	管道交接	□气管插管 □胃管 □尿管 □宫腔球囊引流管 □腹腔引流管 □其他
	血管通路交接	□静脉留置针 □PICC □CVC □血滤管 □其他
	物品交接	□病历 □病例相关资料 □X片 □B超 □CT □MR □药物 □其他
	交接单签名	□已签名 □未签名 □其他

核查者签名:

核查日期:　　年　　　月　　　日　　时　　　分

二、转运沟通

转出单位及接收单位应提供固定可用的联系电话,保证能实时沟通联络。转运前院际应沟通医疗机构名称及级别、孕产妇诊断及病情、治疗所需仪器及药物、孕产妇及(或)其家属需求、转诊原因、协调转运方式、转运出发时间、预计到达时间等。可使用 SBAR(状况-背景-评估-建议)等标准化方式进行有效沟通。标准化沟通见表 5-3-2。

表 5-3-2　标准化沟通(SBAR)模式

项目	具体内容
S(situation，状况)	诊断、主诉 生命体征、症状体征 专科情况:宫缩、宫口、胎心率和阴道流血等情况 治疗抢救措施及药物使用情况
B(background，背景)	既往史、手术史、生育史、药物过敏史、输血史 本次妊娠合并症、妊娠并发症 妊娠期间使用药物情况,如抗凝药物、降压降糖等药物
A(assessment，评估)	阳性症状和体征及其出现时间 检验及检查阳性结果的变化及时间 治疗抢救的效果
R(recommendation，建议)	备好抢救药物及仪器设备 观察生命体征、症状体征和专科情况的变化 监测检验单阳性指标的动态变化 开通绿色通道,提前联络相关科室、部门工作人员

三、转运护理

(一)患者准备

(1)转运前,应对患者进行病情评估。保持呼吸道通畅,必要时应清理口鼻内分泌物,以维持指尖血氧饱和度在95%以上,有误吸风险的危重患者应置入胃管。

(2)如果有气管插管,应保证气管导管的位置并妥善固定。对接受机械通气的患者,应给予充足的镇静和镇痛,在转运前连接转运呼吸机,观察至少5 min,待呼吸稳定后方可转运。

(3)开通两条静脉通路,宜选择上肢的粗大静脉血管(如头静脉、贵要静脉),宜在同侧进行穿刺。

(4)应评估患者意识。应该对患者的头部损伤或局灶性神经系统体征进行评估。必要时，应使用固定装置固定患者的头部、颈椎、胸椎和腰椎。

（5）应根据孕产妇病情做好相应准备。如对子痫前期患者，应在转运前做好解痉、镇静与降压管理。对产后出血患者，应在转运前做好血制品的准备。

（6）救护车启动前，应做好孕产妇固定工作，正确使用约束带/安全带。受压区域应适当保护，预防压力性损伤。

（二）转运人员准备

（1）转运距离达 200 千米及以上或转运时间达 5 小时及以上者，宜安排两名具备 5 年及以上长途出车经验的司机。

（2）已临产危重孕妇，应配备 1 名有丰富助产经验、熟练掌握新生儿复苏技能的助产士及 1 名新生儿复苏经验丰富的儿科医生。

（三）转运中病情监测

（1）应观察患者意识变化，如使用镇静和镇痛药物，应观察镇静和镇痛效果。

（2）应持续监测生命体征和血氧饱和度，观察呼吸、心率的节律。

（3）应持续监测血流动力学、意识、尿量，实施动态评估与监测。

（4）应密切观察产科专科情况，如胎心率、宫缩、宫口扩张等变化。

（5）应实时记录，危重孕产妇院际转运记录单见表5-3-3。

（6）应做好孕产妇心理护理，注重人文关怀。

表5-3-3 危重孕产妇院际转运记录单

转运单位：		日期：	
接电话时间： 时 分	出车时间： 时 分	到达时间： 时 分	
患者姓名：	年龄：	性别：	
户籍：		身份证号码：	
现住址：			

续表5-3-3

| 接诊前患者诊治情况：(如有手术及输血情况需详细说明) |
| T   BP   R   HR   神志：清醒 烦躁 冷漠 浅昏迷 深昏迷 |
| 评估重症孕产妇病情等级：A 级   B 级   C 级(等级评估标准见附录 F.1) |
| 重要的病情简介(包括重要的既往史)： |
| 接诊时主要诊断： |
| 转院指征： |
| 转出单位医生签名：   护士签名： |
| 转运单位医护人员补充说明病情及其他： |

转诊途中患者病情变化：

时间	BP mmHg	R 次/min	HR 次/min	T ℃	SpO₂	病情变化及采取措施

转运单位医生签名：   护士签名：

(四)转运后交接

(1)病情交接：转运人员与接收人员应使用"点对点"模式进行患者床旁交接，确保信息沟通通畅，避免发生信息传达错误、遗漏和多重传达。转运人员与接收人员应共同核实当前患者情况，包括但不限于意识状态、生命体征、胎心率、管道情况、目前使用的药物、皮肤完整性等。交接方式应采取口头交接和书面交接，交接内容包括患者的一般信息、疾病信息、治疗信息，转运过程中的病情变化、治疗措施及转运时间等，交接后进行签字确认。

(2)文书交接：转出单位应携带孕产妇的病史记录和相关信息的复印件，包括产检资料、知情同意书和转运表格等。使用危重孕产妇院际转运记录单来规范危重症患者院际转运时的信息交接，一式两份，与病历一起保存管理。转院后接收单位应安排专人向转出单位提供孕产妇的后续情况、书面出院总结及出院后的护理建议。

(五)应急管理

当途中有紧急情况需马上处理，如患者气管脱管等时，应使用救护车上的急救设备进行紧急处理，不能处理的在保证患者安全的前提下，联系其他医疗机构就近处理。当设备因故不能正常运行时，应立即更换备用设备或采取替代方法维持治疗，及时报告，采取措施积极处理。如遇交通拥堵致长时间未到达接收单位，应告知接收单位并保持电话联系。如遇车辆故障无法及时修复，立即报告，请求另派车辆完成转运。如接收单位临时接收困难，宜由医生判断转运的安全性，并联系可接收单位，在保证患者安全的前提下，转运至其他医疗单位。

（李晓林）

参考文献

［1］霍速.大学图书馆数字化转型的影响因素分析［J］.图书馆学研究，2022（11）：57－65，56.

［2］中华人民共和国国民经济和社会发展第十四个五年规划和 2035 年远景目标纲要.［EB/OL］.［2024－03－09］. https：//www. gov. cn/xinwen/2021－03/13/content_5592681. htm.

［3］教育部.教育部关于发布《高等学校数字校园建设规范（试行）》的通知［EB/OL］.［2024－03－09］. http：//www. moe. gov. cn/srcsite/A16/s3342/202103/t20210322_521675. html.

［4］张盖伦.数字化变革促进教育公平高效［N］.科技日报，2023-03-04（007）.

［5］苟文丽，张为远.妊娠期高血压疾病［M］.2 版.北京：人民卫生出版社，2022.

［6］李映桃，陈娟娟，韩凤珍.产科学手册［M］.6 版.北京：中国科学技术出版社，2022.

［7］SUN W，DU P，YU L，et al. exploring experiences with "321" model management for high－risk pregnancy：a qualitative study［J］. Maternal－Fetal Medicine，2023，5（1）：51-53.

［8］蒲杰，苏明连，刘兴会，等.危重孕产妇早期预警与评估［J］.中国计划生育和妇产科，2018，10（6）：15-20.

［9］黄雯婧，陆巍.国外孕产妇早期预警评分系统的研究现况及对我国的启示［J］.护理管理杂志，2018，18（2）：102-106.

［10］徐小琴.危重孕产妇早期预警的研究进展［J］.中国继续医学教育，2021，13（24）：

139-141.

[11] 许永会, 朱莎.产科早期预警评分系统研究进展[J].现代医药卫生, 2022, 38 (16)：2813-2819.

[12] 丁雪, 陈永超, 刘晓曦, 等.我国危重孕产妇救治管理工作进展与成效[J].医学研究杂志, 2022, 51 (8)：1-4.

[13] 黄敏.不同早期预警系统对孕产妇病情风险评估效果的比较研究[D].南京：南京中医药大学, 2022.

[14] 李文先, 朱丽萍.孕产妇危重症评审的现状及研究进展[J].中国实用妇科与产科杂志, 2022, 38 (1)：122-125.

[15] 陈敦金, 孙雯.重视妊娠重大疾病的预测和预警[J].中国实用妇科与产科杂志, 2021, 37 (11)：1084-1086.

[16] 陈敦金, 郎素慧.从孕产妇死亡率的降低看中国 10 年产科发展[J].中华产科急救电子杂志, 2022, 11 (3)：129-131.

[17] 谢幸, 孔北华, 段涛.妇产科学[M].9 版.北京：人民卫生出版社, 2018.

[18] 安力彬, 陆虹.妇产科护理学[M].7 版.北京：人民卫生出版社, 2022.

[19] 陈云, 翟巾帼, 罗太珍.危重症疑难案例应急处置精选[M].长沙：中南大学出版社, 2023.

[20] 李艳梅, 杨莉, 马元元, 等.胎盘早剥的危险因素及其对妊娠结局的影响研究[J].中国妇幼保健, 2020, 35 (6)：1118-1120.

[21] 刘静, 盖欣欣, 梁森, 等.前置胎盘的病因、诊断及治疗的研究进展[J].国际医药卫生导报, 2022, 28 (7)：1029-1033.

[22] 陈维爱, 于娟, 孙凯.107 例重度子痫前期并发胎盘早剥患者的临床特征及措施研究[J].国际医药卫生导报, 2019, 25 (6)：943-946.

[23] 陈美芳, 张济帆, 任晓蕾, 等.围术期头孢呋辛致过敏性休克的回顾性研究[J].中华内科杂志, 2024, 63 (4)：406-411.

[24] GOMEZ A M, MARIN C L, AREVALO C C, et al. Maternal-fetal outcomes in 34 pregnant women with type 1 diabetes in sensor-augmented insulin pump therapy [J]. Diabetes Technol Ther, 2017, 19 (7)：417-422.

[25] RESTREPO-MORENO M, RAMIREZ-RINCON A, HINCAPIE-GARCIA J, et al. Maternal and perinatal outcomes in pregnant women with type 1 diabetes treated

with continuous subcutaneous insulin infusion and real time continuous glucose monitoring in two specialized centers in Medellin, Colombia[J]. J Matern Fetal Neonatal Med, 2018, 31(6): 696-700.

[26] 熊彩霞, 罗健, 王培红, 等. 3 例妊娠合并糖尿病酮症酸中毒致围产儿死亡的护理[J]. 中外女性健康研究, 2020(3): 85-87.

[27] PIMENTEL V M, KREDITOR E, F A, et al. Perception of the impact of maternal weight on pregnancy outcomes in overweight and obese women [J]. Matern Fetal Neonatal Med,. 2022, 35(26): 10676-10684.

[28] 中华医学会妇产科学分会产科学组, 中华医学会围产医学分会, 中国妇幼保健协会妊娠合并糖尿病专业委员会. 妊娠期高血糖诊治指南(2022)[第一部分][J]. 中华妇产科杂志, 2022, 57(1): 3-12.

[29] 侯红瑛. 妊娠合并重症肝炎的诊断及急救策略[J]. 中华产科急救电子杂志, 2016, 5(2): 75-79.

[30] 陈敦金, 刘晓燕. 妊娠合并重症肝炎的诊断和急救[J]. 实用妇产科杂志, 2010, 26(4): 249-252.

[31] 中华医学会神经病学分会, 中华医学会神经病学分会脑血管病学组. 中国重症卒中管理指南 2024[J]. 中华神经科杂志, 2024, 57(7): 698-714.